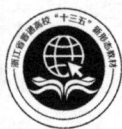

浙江省普通高校"十三五"新形态教材

高等院校数字化融媒体特色教材

可供临床医学、麻醉医学、口腔医学、全科医学、预防医学、护理学、影像医学、康复医学、眼视光医学、中医学、精神医学、妇产科学、儿科学、法医学等专业使用

U0647623

医学统计学

MEDICAL STATISTICS

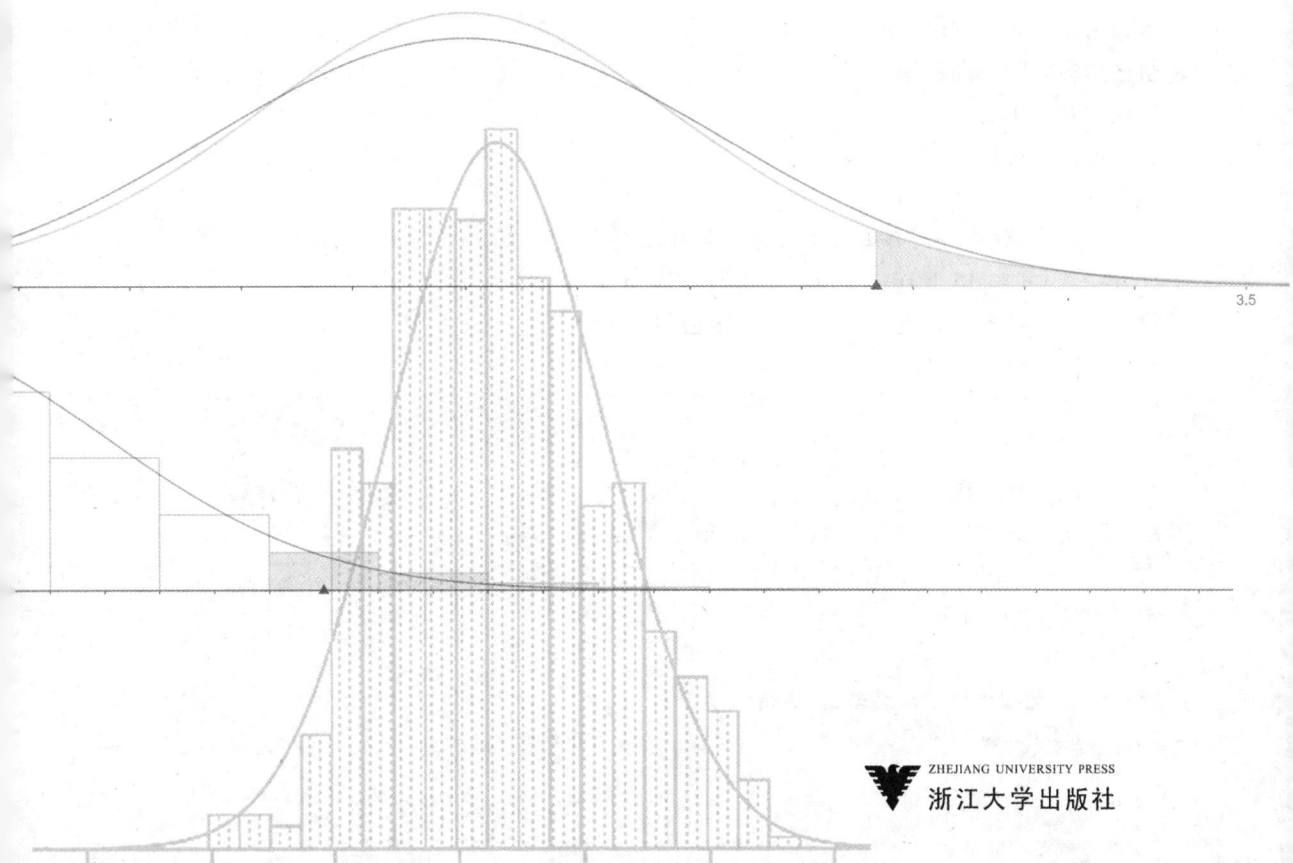

主编 李秀央

ZHEJIANG UNIVERSITY PRESS

浙江大学出版社

图书在版编目(CIP)数据

医学统计学 / 李秀央主编. —杭州：浙江大学出版社，2022.2(2023.6 重印)
ISBN 978-7-308-22116-0

Ⅰ.①医… Ⅱ.①李… Ⅲ.①医学统计—统计学—教材 Ⅳ.①R195.1

中国版本图书馆 CIP 数据核字(2021)第 261771 号

医学统计学
李秀央 主编

策划编辑 阮海潮(1020497465@qq.com)
责任编辑 阮海潮
责任校对 王元新
封面设计 林智广告
出版发行 浙江大学出版社
(杭州市天目山路 148 号 邮政编码 310007)
(网址：http://www.zjupress.com)
排 版 杭州星云光电图文制作有限公司
印 刷 杭州宏雅印刷有限公司
开 本 787mm×1092mm 1/16
印 张 6
字 数 150 千
版 印 次 2022 年 2 月第 1 版 2023 年 6 月第 2 次印刷
书 号 ISBN 978-7-308-22116-0
定 价 29.00 元

浙江大学出版社市场运营中心联系方式：0571—88925591；http://zjdxcbs.tmall.com

前　言

　　医学统计学是以医学理论为指导,运用概率论与数理统计的原理和方法来研究医学现象中的资料搜集、整理、分析、结果表达与专业解释的一门应用型学科。医学统计学在移动互联网时代更以一种前所未有的方式和速度发展。医学统计学的核心价值是为医学科研提供强有力的方法论,促进医学理论和实践的发展,最终目的是让读者学会医学统计方法的基础知识,掌握搜集、整理和分析医学统计信息的技能,形成统计思维习惯,提高科研素养。

　　移动互联网时代的医学统计学需要体现统计思维、立体式构建、视觉化表达,围绕设计、资料搜集、资料整理、统计分析、结果表达与专业解释"五位一体"统计工作的全貌。在智能化、在线化、网络化三者融合的新技术时代,构建优秀医学统计学课程的核心在于如何设定目标,调动并使用现有资源与技术手段,完成科研调研、策划设计、资料搜集、资料整理、统计分析和精准传播全过程。

　　本教材以医学统计思维与实践研究为本体,通过对医学统计学基本概念的阐述切入课程,进而以资料类型和设计类型为依据,系统讲述医学统计学的理论与方法及其应用。在移动互联网时代,用系统设计的视角来定位和认识医学统计学的价值和内涵。本教材理论与实践相结合,融合设计的知识性、可操作性、趣味性于一体,使读者能够轻松地理解医学统计学中的基本概念、基本指标和基本方法。

　　本教材共八章,每章主要包括以下几部分:理论阐述、小结和练习题。理论部分主要介绍医学统计学的基本概念、基本指标和基本方法,以统计资料类型为主线,融合了统计分析的统计描述和统计推断,以及统计推断的参数估计和假设检验相关内容,体现医学统计学知识的系统性和条理性。内容包括绪论、统计表与统计图、计量资料的统计描述、计量资料的统计推断、计数资料的统计描述、计数资料的统计推断、秩和检验、线性相关与回归等。本教材以二维码形式插入了相关的微课视频资源，增加了指导性和便捷性。本教材是智慧树平台李秀央负责的 MOOC 课程"医学统计学"(https://course home.zhihuishu.com/courseHome/1000063341♯teachTeam)的配套教材。本教材是浙江省普通高校"十三五"新形态教材建设项目和浙江大学线上线下混合教学项目研究成果。本教材的编写和出版得到了 2020 年度浙江大学本科新形态教材建设重点项目的资助。

在编写过程中，得到了浙江大学出版社、浙江大学医学院和公共卫生学院的大力支持。浙江大学公共卫生学院研究生詹研岑、朱之心、古兰芳、竺晓霞和陈靓仔细阅读了校样并提出了宝贵修改意见，在此一并表示衷心的感谢。

由于编者水平有限，不足之处在所难免，敬请各位同仁和读者给予批评指正(E-mail:lixiuyang@zju.edu.cn)，以便修订时改正。

李秀央
于浙江大学紫金港校区

目　录

第一章 绪 论

医学统计学是统计学的一个分支,是以医学理论为指导,运用概率论与数理统计的原理和方法来研究医学现象中的资料搜集、整理、分析、结果表达与专业解释的一门应用型学科,是通过许多偶然现象分析和判断事物内部规律的学科。医学统计学的原理和方法包括研究设计、数据处理中的统计理论和方法。

1.1

一、统计工作的基本步骤

统计工作全过程可分为设计、搜集资料、整理资料、统计分析、结果表达与专业解释五步,五个步骤相互联系,缺一不可。第一,设计(design)是整个统计研究的基础,是最关键的一环,在设计时应对后四个步骤进行周密的设想和安排,并在整个过程中得以贯彻执行。第二,搜集资料(data collecation)是根据设计取得准确可靠的原始数据。医学统计资料主要有:①统计报表;②经常性工作记录;③专题调查或实验记录。第三,整理资料(data sorting)是对原始资料进行审核、校正、整理并使之系统化、条理化,便于统计分析。第四,统计分析(data analysis)是计算统计指标,反映数据的综合特征,描述事物内在联系和规律。统计分析包括:①统计描述(statistical description),指采用统计表、统计图、统计指标和数学模型等方法,对资料的数量特征及其规律进行描述;②统计推断(statistical inference),是指由样本信息推论总体特征,包括参数估计和假设检验。第五,结果表达与专业解释(results expression and professional interpretation)是采用统计方法将分析结果进行规范表达,结合专业知识对统计分析结果进行解释。

二、统计资料的类型

通过测量或观察而得到每个观察单位变异性的特征,称为变量(variable),由其变量值(value of variable)组成资料(data)。医学科研资料一般分为三大类,即计量资料(measurement data)、等级资料(ranked ordinal data)和计数资料(counting data)。

(一)计量资料

计量资料也称为定量资料(quantitative data)或数值变量资料(numerical variable data),是用特定方法对每一观察单位的某项特征进行测定所得的资料,表现为数值大小,一般有度量衡单位。如研究对象的年龄(岁)、体重(kg)、一个显微镜视野下的阳性细胞数(个)和儿童口腔中的龋齿数(颗)等指标均属计量资料。

(二)等级资料

等级资料又称为有序分类资料(ordinal categorical data)、有序分类变量资料(ordinal categorical variable data)或半定量资料(semi-quantitative data),是将观察单位按照某种属

性的不同程度分为若干等级,分组计数汇总而得到的资料,各属性间有某种等级关系,其变量值具有半定量性质,表现为等级大小或属性程度的不同。如某病患者临床疗效可分为治愈、显效、好转、无效和死亡等;血清反应强度分为一、±、+、++、+++和++++等。

(三)计数资料

计数资料又称为无序分类资料(unordered categorical data)、无序分类变量资料(unordered categorical variable data)或定性资料(qualitative data),是将观察单位按照某种属性或类别进行分组计数汇总而得到的资料,其变量值是定性的,表现为互不相容的属性或类别。如临床疗效为有效或无效,患者性别为男性或女性,特定人群血型分为 A 型、B 型、AB型和 O 型,疾病家族史为有或无,白细胞可分为淋巴细胞、中性粒细胞、嗜酸性粒细胞和嗜碱性粒细胞等。

以上三种资料在一定条件下可以单向转化。如空腹血浆血糖值(mmol/L 或 mg/dL)是计量资料,根据 95% 临床参考值范围可以分为:正常血糖(<6.1mmol/L 或 110mg/dL),糖耐量降低(6.1mmol/L− 或 110mg/dL−)和糖尿病(7.0mmol/L− 或 126mg/dL−),这样整理得到的就是等级资料。若将后两者合并,则是血糖正常与异常两组,资料就成为计数资料。又如用血压计直接测量得到的血压是计量资料,单位为 mmHg;若根据 95% 临床参考值将测得的血压值分为偏高、正常和偏低,整理得到的资料就是等级资料;若按其血压是否正常分,整理得到的资料是计数资料。但反之不能,如性别是计数资料,在整理数据时,可以赋值:男=1,女=0,其资料的类型没有改变,这是因为变量赋值主要是为了输入数据方便或有关统计软件分析所要求。

等级资料是介于计量资料和计数资料之间的一种资料类型,所含信息量最多的是计量资料,其次是等级资料,最少的是计数资料。一般情况下,应该尽可能获取信息量较多的资料,并依据资料的类型选用相应的统计方法来分析,不要进行资料的降级处理(即计量资料转化为等级资料,甚至计数资料,或等级资料转化成计数资料),否则,可能会由于信息量减小而降低统计效能。

三、几个基本概念

1. 总体(population)和样本(sample)。总体是根据研究目的所确定的具相同性质的所有个体的某变量值的集合。可分为:①有限总体,只包括在一定时间、空间范围内的有限个观察单位;②无限总体,不宜划定确切范围的总体。样本是从总体中随机抽取进行研究的有代表性的部分个体某观察值所组成的集合。'

2. 参数(parameter)和统计量(statistics)。描述总体的指标称为参数,参数用希腊字母表示,如总体均数(μ)和总体率(π);描述样本的指标称为统计量,统计量用拉丁字母表示,如样本均数($\bar{x}$)和样本率(p)。样本仅是总体中的一部分个体,由于个体变异的存在,统计量与参数之间或者统计量与统计量之间存在差异,这种由抽样造成的统计量与参数之间或统计量与统计量之间的差异称为抽样误差(sampling error)。

3. 概率(probability)。概率是描述事件发生可能性大小的一个度量指标,取值范围为0~1,必然发生事件的概率为1,不可能发生的事件的概率为0。概率越接近1,事件发生的可能性越大;概率越接近0,事件发生的可能性越小。

4. 小概率事件(small probability event)和小概率事件原理(principle for small probability

event）。小概率事件是指发生的可能性小于等于 0.05 或 0.01 的事件；小概率事件原理是指小概率事件在一次试验中可以认为不会发生。

四、医学数据的预处理

通过实验或调查获取原始数据之后，接着该做的工作是对医学数据进行预处理，这包括录入数据库前的核对、选用适当的软件建立数据库和录入之后的核对、分组和编码等。

（一）录入前的核对

在科学研究中应采取有效措施保证原始数据的准确性，通常是通过规范的质量控制措施来避免或减少研究中的信息偏倚。录入前的核对主要包括检查调查或实验的项目数据有无遗漏，填写是否正确等。录入前核对和纠错是保证取得准确数据的关键一步。

（二）建立数据库

研究中取得的原始数据可以使用统计分析软件或数据库管理软件来建立数据库进行管理。建立数据库主要包括软件的选择、变量的编码和数据录入。

1. 软件的选择。常用的软件有 Epidata、Epi Info、Excel、Access、Visual FoxPro、Foxbase、MATLAB、SPSS、SAS、Stata 和 R 等。软件的选择取决于样本含量的大小、变量数的多少和对录入效率的要求等。一般地，若样本含量比较大，变量数比较多，建议采用 Epidata、Epi Info 和 Access 软件来建立数据库。需特别说明的是，Epidata 软件具有双次录入自动校对的功能。

2. 变量编码。为了录入时方便，提高效率，对分类资料一般进行编码。必须注意的是，其编码只是一种符号，为了将分类资料之间的类别区分开来，没有其他的含义。一般使用阿拉伯数字进行编码。

3. 数据录入。Epidata 软件录入的界面可以根据输入者的爱好来设计，可以把录入界面设计成与调查表和记录卡片版面接近，便于录入。但是，其他软件的录入界面都是每个个体（记录）的数据在同一行，每个变量的数据为同一列。

（三）录入后的处理

为了提高处理数据的效率和处理结果的可读性，数据库建立后一般都需要进行录入后的处理，其内容主要包括核对、新变量的产生、变量转换、制作变量标签和变量的数值标签等。

1. 核对。核对可以采用取值范围或逻辑关系来进行。在数据库中通过排序或制作频数分布表的方法来查看极大值或极小值，重新核对极值，以决定是否取舍或修正。

2. 变量间计算得到新变量。有时根据实际情况需要对原始数据中的几个变量按照某公式来生成新变量，如在研究中要反映研究对象的体型，可以根据身高和体重两个指标来计算体质指数（Body Mass Index，BMI）。

3. 变量的组合产生新变量。有时需要根据个体的一个或几个变量值来进行分类，如根据舒张压和收缩压来判断是否为高血压患者，根据既往有无糖尿病病史或口服糖耐量试验结果来综合判断是否为糖尿病患者或分型，又如代谢综合征及分型等需要进行变量的转换和重新编码。

4. 分类变量转换成哑变量。在多因素分析（如多元线性回归、Logistic 回归、Poisson 回归、Cox 回归分析)中,为了便于对研究结果的解释,有必要将分类变量转换成哑变量。若某分类变量有 k 个类别(或称为水平),则将该变量转换成 $k-1$ 个哑变量,再将其纳入多因素模型中进行分析。

5.制作变量标签和变量的数值标签。为了提高数据处理软件输出结果的可读性,根据变量的含义和专业意义来制作变量标签,根据变量赋值情况来制作变量的数值标签。

(四)离群值的判断与处理

离群值是指数值明显偏离其所在样本的观测值,也称可疑值或异常值。对离群值的判断,需要将专业知识和统计学方法相结合。首先认真检查原始数据,应从技术上、物理上或管理上查明原因,看能否从专业上加以合理解释。如果数据存在逻辑错误而原始记录确实如此,又无法再找到相应的观察对象进行核实,则只能将其从样本中删除。如果数据不存在明显的逻辑错误,则可将离群值删除前后各做一次统计分析,若前后结果不矛盾,则该例观测值可以予以保留,如果无法从上述手段确定是否是离群值,则可用统计学中假设检验方法加以确定。样本离群值的具体假设检验方法请参见相关的统计学方面的参考书。

离群值的处理方法:对任何离群值,若无充分技术上、物理上或管理上说明其异常理由,则不得剔除或进行修正;只有在确定离群值源于过失误差时才能将其加以剔除,必要时可应用一些如非参数统计分析方法来减小离群值对结果的影响。

📝 小结 ◆

1.本章主要内容包括医学统计学的定义、统计工作的基本步骤、统计资料的类型、基本概念和医学数据的预处理。

2.医学统计工作的基本步骤包括设计、搜集资料、整理资料、统计分析、结果表达与专业解释。

3.基本概念主要包括总体与样本、参数与统计量、抽样误差、概率、小概率事件、小概率事件原理。

📋 练习题 ◆

一、判断题,如果错误,请说明理由

1.大数据是总体。　　　　　　　　　　　　　　　　　　　　　　　　　　(　　)
2.医学统计的基本步骤包括设计、资料搜集、资料整理、统计分析和结果解释。(　　)
3.参数是总体指标,统计量是样本指标。　　　　　　　　　　　　　　　　(　　)
4.医学资料类型之间是可以相互转换的。　　　　　　　　　　　　　　　　(　　)
5.小概率事件是指发生可能性小于或等于 0.05 或 0.01 的事件。　　　　　(　　)

二、讨论题

1.简述医学统计分析工作的基本步骤。
2.简述医学科研资料的类型。
3.实验设计的三大要素是什么?

第二章 统计表与统计图

在医学科研中对搜集到的资料需要进行统计分析。统计分析包括统计描述和统计推断。统计描述包括统计图表、统计指标和数学模型。统计表与统计图是描述研究对象的分布特征及研究结果的一种常用方法，相对于统计指标而言，统计表与统计图较直观，更便于相互之间进行比较。

第一节 统计表

统计表（statistical table）是以表格的形式简明地表达事物间数量关系的一种统计描述方法。它不仅可以代替冗长的文字叙述，而且便于阅读和相互之间的比较。

统计表由表题、标目、线条和数字等要素组成，其基本的格式如表 2-1 所示。

2.1

表 2-1　表题（何地、何时、何事）

横标目的总标目	纵标目的总标目		
	纵标目/单位	…	纵标目/单位
横标目/单位	…	…	…
⋮	⋮	数字区域	⋮
横标目/单位	…	…	…

一、统计表的基本要求

在编制统计表时，主题思想和目的性明确，必须规范、简洁，设计合理，可读性强，便于相互之间进行比较，符合统计学要求。

1. 内容，要简单明了，在一张统计表中至多反映一个或两个主题，如有多个主题需要反映，应该编制多张统计表来表达。

2. 表题，要求简明扼要，一般应包括时间、地点和内容。位置应该在表的正上方。在表题的前面，一般还有表序号（表 2-2）。

3. 标目，分为横标目和纵标目。横标目位于表的左侧，一般说明每一行数据的对象；纵标目位于表的上部，一般表示统计指标，说明每一列数据的指标含义。

统计表的主词和宾词要安排恰当，一般主词放置在横标目的位置，宾词放置在纵标目的位置；判断统计表设计是否恰当，一般通过按以下顺序读其"主词—宾词—数字"，看能否构成一句完整的、通顺的句子。同类的或要比较的对象，尽可能列在一起，便于比较和分析研究。

4. 线条。统计表一般采用三线式：表题下的顶线，纵标目与数字之间的隔线和最底下的底线。有的采用四线式,即在三线式的基础上,加上合计栏上的一条横线。所有的斜线和竖线均不需要。

5. 数字。统计表中的数字一律用阿拉伯数字,小数点应该上下对齐。暂缺或未记录用"…"表示,没有数字的格子用"-"表示,数字为零者填"0",如表 2-3 所示。

6. 备注,为非统计表的必要组成部分,应该写在表底线的下方,可长可短,字号也可以根据实际情况进行调整,一般正文设为 5 号字,备注设为小 5 号字。

二、统计表的基本类型

统计表根据分组变量的数目多少可以分为简单表和复合表。含一个分组变量的统计表称为简单表,如为了表达三种不同新型冠状病毒疫苗接种后的不良反应报告情况,可以选用简单表,如表 2-2 所示;含有两个或两个以上分组变量的统计表称为复合表,如为了表达接种三种不同新型冠状病毒疫苗后出现的不良反应报告情况和严重不良反应报告情况,可以选用复合表,如表 2-3 所示。

表 2-2　三种不同新型冠状病毒疫苗接种后不良反应报告情况

疫苗种类	接种量/剂次	不良反应报告数/例	不良反应报告率/(1/万)
甲疫苗	9953673	13334	13.40
乙疫苗	206722	171	8.27
丙疫苗	48697	17	3.49

表 2-3　三种不同新型冠状病毒疫苗接种后不良反应及严重不良反应报告情况

疫苗种类	接种量/剂次	不良反应		严重不良反应	
		报告数/例	报告率/(1/万)	报告数/例	报告率/(1/100 万)
甲疫苗	9953673	13334	13.40	634	63.70
乙疫苗	206722	171	8.27	14	67.72
丙疫苗	48697	17	3.49	1	20.54

三、在使用统计表时应注意的事项

1. 统计表的制作要求规范。统计表的制作一般采用三线表;不同类型的数据要有标目,需要时还得加上度量衡单位;表中列出相应的观察例数。

2. 统计表的制作需要采用编辑软件。建议采用 Microsoft Office Word 或 WPS 软件中插入表格的方法来完成。若采用绘制表格的方法,容易出现标题与表中文本和线条分离的情况,不便于排版。

第二节　统计图

统计图(statistical chart)是通过点的位置、线段的升降、直条的长短或面积的大小等方法来表达变量不同水平的指标大小。统计图辅以简洁的文字说明,就可以直观地反映统计指标所蕴含的内在信息,并可大大提高统计报告的可读性。

2.2

统计图由标题、坐标系、几何体、刻度、图例等要素组成。

一、统计图的基本要求

1. 标题，高度概括统计图所表达资料的时间、地点和主要内容，要求简明扼要，一般放在图的正下方，在标题前加图序号。

2. 坐标系，分为横坐标和纵坐标，分别表示横轴变量和纵轴指标的意义，一般有度量衡单位。

3. 几何体，包括点、线、面、体等，根据统计图类型来确定。

4. 刻度，指坐标系中的坐标尺度。刻度数值按从小到大的顺序排列，纵轴由下至上，横轴由左至右；其纵横坐标的比例尺度可以不同。一般横坐标可以不从 0 开始，纵坐标一般从 0 开始，散点图和气泡图除外。

5. 图例。若在一张统计图中有两个或两个以上的对象进行比较，一般要加上图例。图例说明统计图中各种图形所代表的对象。图例的位置比较灵活，应以整幅图的平衡美观为原则，一般放在图的右上角或放在图与标题之间的中间位置。

6. 统计图的纵横比例，一般为 5：7 或 7：5，但是许多软件生成的统计图纵横比例是 1：1 的，在绘制时，可以在编辑状态进行调整。

二、统计图的常用类型

统计图的种类很多，常用的统计图有直方图、多边图、圆图、饼图、百分条图、直条图、玫瑰图、箱式图、普通线图、半对数线图、散点图、气泡图、误差知图和统计地图等。资料的类型不同，研究目的不同，其相应的统计图也不同。定性资料常用统计图有直条图、玫瑰图、圆图、饼图、百分条图、统计地图等。定量资料常用统计图有直方图、多边图、普通线图、半对数线图、散点图、气泡图等。掌握各种统计图的特点和适用条件，有助于正确地选用统计图。

1. 直方图（histogram），用于描述连续型变量的频数分布。横轴表示被观察指标，纵轴表示频数或频率，以直条的面积代表各组段对应的频数或频率（图 2-1）。

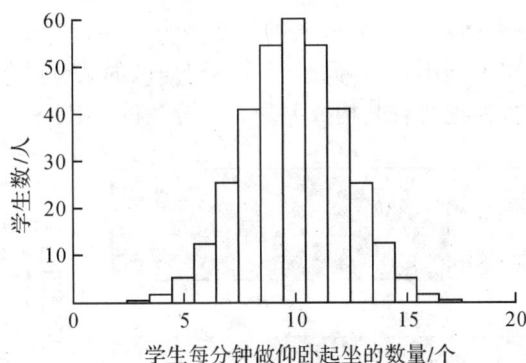

图 2-1 某小学一年级女生每分钟做仰卧起坐的个数分布情况

2. 多边图（multilateral diagram），是依次连接直方图中各矩形最高处的中点所得的图形，其适用条件和作用与直方图相同。

3. 圆图（circle chart），以圆的总面积表示事物的全部，以扇形的面积大小表示事物内部各组成部分所占的比重或分布情况。圆图适用于分类资料。没有坐标轴，一般以相当于时

钟 12 点时针位置为起点,各扇面按大小顺时针方向排列(图 2-2)。不同扇面采用不同颜色
或花纹加以区别,需要用图例说明各种颜色或花纹代表的类别。

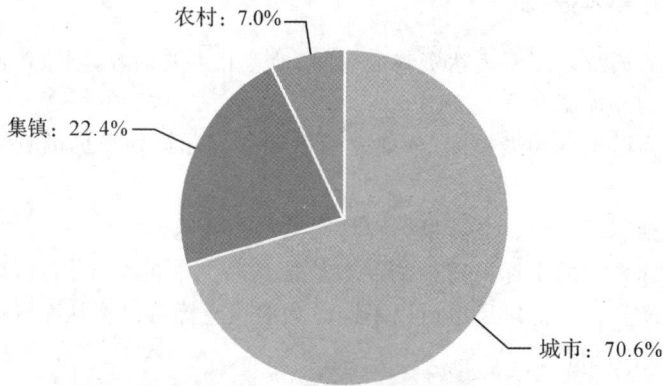

图 2-2　居民应急素养的调查对象的城乡分布情况

4.饼图(pie chart),以几何体的体积大小表示事物内部各组成部分所占的比重或分布情况
(图 2-3)。饼图适用于分类资料。饼图没有坐标轴,必须用图例来区分各部分代表的类别。

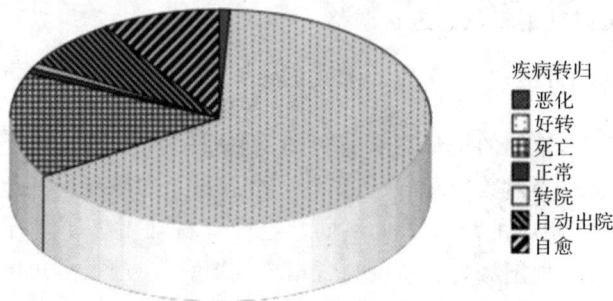

图 2-3　某医院 ICU 患者的疾病转归分布情况

5.百分条图(percent bar graph),也称百分比条图,以均匀直条的总长度表示 100%,其
中直条的长度表示事物内部各组成部分所占的比重或分布情况(图 2-4)。百分条图特别适
合做多个构成比的比较,将不同组别、不同时间或不同地区的某分类指标的构成比平行地绘
制成多个百分条图,可以方便地比较其构成差异。百分条图、圆图和饼图统称为构成图。

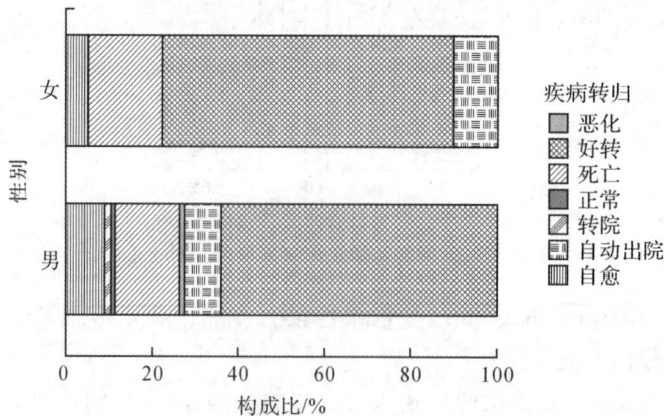

图 2-4　某医院某时期不同性别 ICU 患者的疾病转归分布情况

6.直条图(bar graph),也称条图或棒图,是以等宽直条的高度表示相互独立的对象的指标大小(图 2-5)。一般纵轴表示统计指标,用绝对数和相对数均可;横轴表示分组标志的变量。在一幅图中有多个分组因素时,需加上图例。直条图主要用于比较各组相互独立统计指标的大小。常用的有单式条图(simple bar)、复式条图(clustered bar)和分段条图(stacked bar)。直条尺度必须从 0 开始,且等距,否则会改变对比组的比例关系。各直条的宽度相等,间隔一般与直条等宽或为其一半。

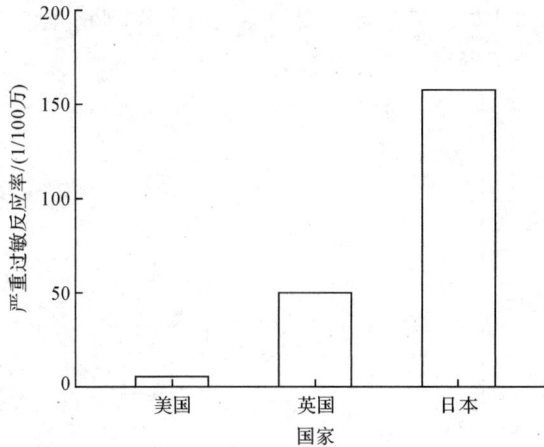

图 2-5　截至 2021 年 3 月 31 日不同国家某疫苗严重过敏反应率情况

7.玫瑰图(rose diagram),又名鸡冠花图(coxcomb diagram)、坐标区域图、极区图等。玫瑰图通过极坐标系转换而成,可以避免由于对象较多需要占用较多横向排列空间产生无法完全展示的情况(图 2-6)。玫瑰图的作用同直条图,其扇形面积对应于直条图的长度。

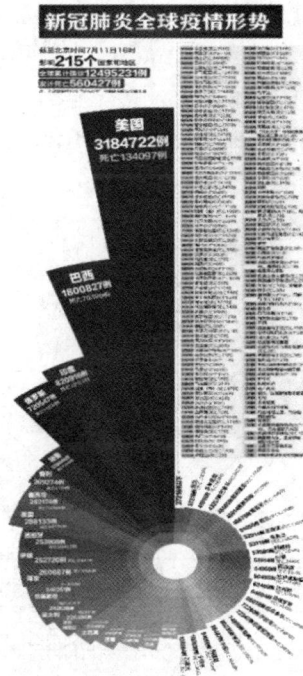

图 2-6　截至北京时间 2020 年 7 月 11 日 16 时全球新型冠状病毒肺炎确诊病例数分布情况

8.箱式图(box-and-whisker diagram),又称箱图(box-plot),是一种描述连续性变量分布特征的统计图,可用来表达定量资料的 5 个特征值,即扣除异常值和极值以外的最小值、P_{25}、P_{50}、P_{75} 和最大值。由 $P_{25} \sim P_{75}$ 构成图形的"箱",由扣除异常值和极值以外的最小值$\sim$ P_{25} 和 $P_{75} \sim$ 扣除异常值和极值以外的最大值构成"箱子"上下的两条"触须"(图 2-7)。异常值(outlier)又称离群值,是指大于 1.5 倍四分位数间距的观察值,在箱式图中常用圆圈"○"表示。极值是指大于 3 倍四分位数间距的观察值,在箱式图中常用星号"☆"表示。箱式图用于多组定量资料分布的比较。横坐标为变量类别的名称,纵坐标为定量资料的分位数值。箱式图常用于描述偏态分布资料的分布特征。

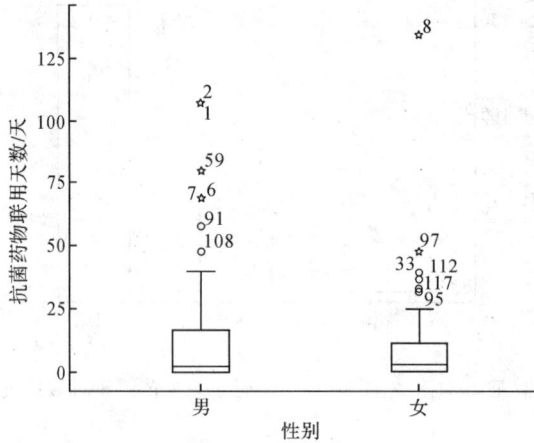

图 2-7　某医院某时期不同性别 ICU 患者抗菌药物联用天数的分布情况

9.普通线图(line graph),常简称为线图,是指在直角坐标系中用线段的升降表示两个连续型变量中一个变量随着另一个变量变化而变化的趋势,相邻两点以线段连接(图 2-8)。常用的有单线图(simple line chart)、多线图(multiple line chart)和垂线图(drop-line chart),其中前两者是用一条或多条折线来描述一个或多个连续型变量的变化趋势,后者反映几个变量在同一时期差距的大小。线图纵轴一般以 0 为起点,否则需作特殊标记或说明。不同指标或类别使用图例加以说明。

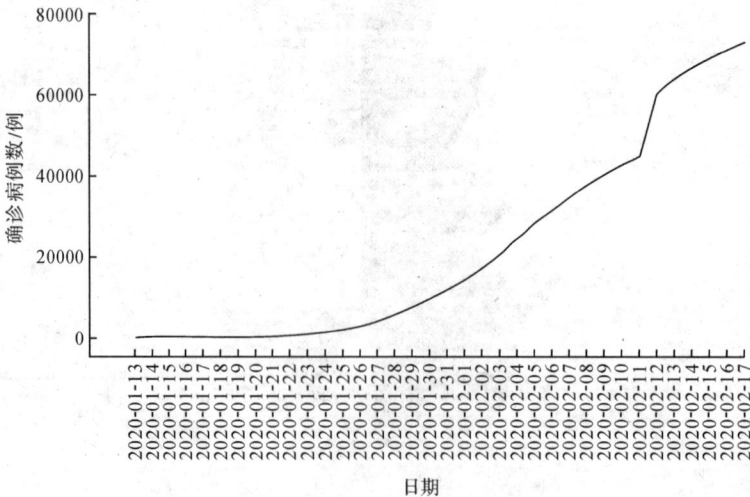

图 2-8　2020 年 1 月 13 日—2 月 17 日新型冠状病毒肺炎确诊病例数变化趋势

10. 半对数线图(semi-logarithmic line graph),是表示两个连续型变量中一个变量的对数随着另一个变量变化而变化的速度。绘制半对数线图时,纵轴数值取对数,横轴数值是原始数据(图 2-9)。半对数线图和普通线图可以统称为线图或折线图。

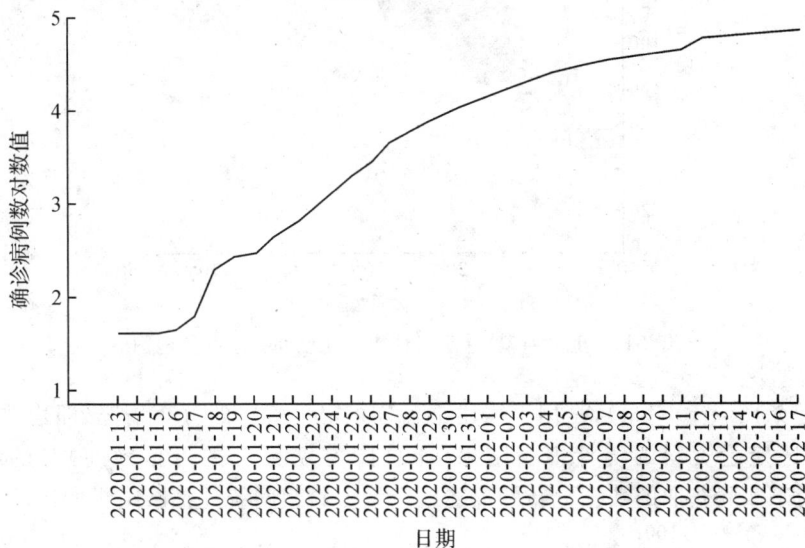

图 2-9 2020 年 1 月 13 日—2 月 17 日新型冠状病毒肺炎确诊病例数变化速度

11. 散点图(scatter diagram),是一种以点的分布表示两个连续型变量之间的相关关系和密切程度的统计图(图 2-10)。根据散点图中各点的分布走向和密集程度,可以大致判断变量之间的相互关系的类型。若两个变量之间有自变量和因变量之分,通常把自变量放在横轴,把因变量放在纵轴。常用的有简单散点图(simple scatter diagram)、重叠散点图(overlay scatter diagram)、矩阵散点图(matrix scatter diagram)、三维散点图(3-D scatter diagram)和个值散点图(individual value scatter diagram)。

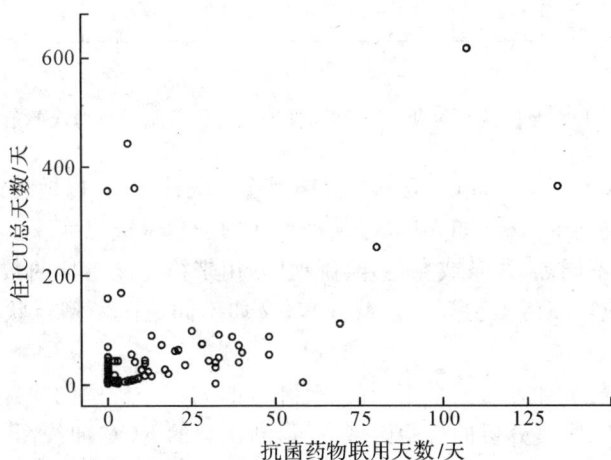

图 2-10 某医院 ICU 患者抗菌药物联用天数与住 ICU 总天数之间的关系散点图

12. 气泡图(bubble chart),表示三个连续型变量之间关系的密切趋势及方向,其作用等同于三维散点图(图 2-11)。

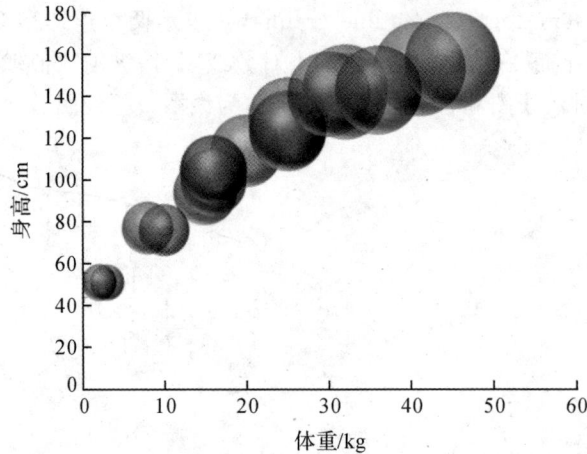

图 2-11　儿童身高、体重与体表面积之间关系的气泡图

13. 误差条图(error bar),是用于描述正态分布定量资料的分布情况(即均数和标准差)或常用于描述定量资料的统计推断结果(即总体均数的 95% 可信区间)等的统计图(图2-12)。常用于实验获取的数据分布的描述或定量资料组间统计推断结果的比较。

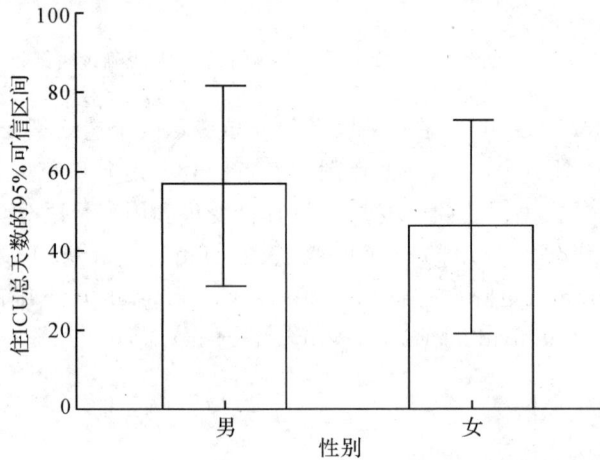

图 2-12　某医院某时期 ICU 不同性别患者住院总天数的误差条图

14. 统计地图(statistical map),是一类特殊用途的统计图,它以地理或行政区划(如县或乡镇)为基本单位,将某个指标(如人口数、某种疾病的发病率或患病率等)按照大小分级,并采用图形化元素(如不同点、线条或颜色)绘制地图,用来描述该指标的数量在地域上的分布特征。如反映疾病或环境污染物等的地域分布,又如不同地区新型冠状病毒肺炎疫情的流行情况等。

此外,还有一些与统计方法关系密切的统计图,如生存分析中的生存曲线图、Meta 分析的森林图和倒漏斗图、序贯分析的检验区域图、诊断试验的 ROC 曲线图、时间序列分析的序列图、趋势面分析的等高线图、判别分析的类别分布图、聚类分析的谱系图、空间统计分析的克里格(Kring)内插生成的预测图、用于多指标联合诊断或预测疾病发生或进展的列线图、病毒基因进化的网络图和疫情流行病调查结果表达中的人物或事件关系图等特殊分析图,一般需结合相应的统计方法来解释。

三、在使用统计图时应注意的事项

1.统计图的制作要求规范。统计图一般可以采用统计软件来制作,并在相应软件中进行编辑,但是个别的统计图需要采用特殊软件处理,如气泡图可以使用 Microsoft Office Excel软件来制作,带标签的散点图可以使用 Stata 软件来制作,统计地图可以使用 ArcGIS 或SuperMap等软件来制作。

2.统计图类型的选择根据研究目的和资料类型来确定。如计量资料的组间分布描述,正态分布资料采用均数和标准差表示的误差图,偏态分布资料采用箱式图。如计量资料组间推断结果的比较,则采用均数及 95% 可信区间的误差图来表示。

3.保证统计图的完整性,一幅统计图尽可能设计在同一页面,增加可读性。

小结

1.本章内容主要是统计表、统计图,以及使用统计表和统计图时的注意事项。

2.统计表的基本要素包括表题、横标目、纵标目、线条、备注等。统计表分为简单表和复合表。

3.统计图基本要素包括标题、坐标系、几何体、刻度、图例等。常用统计图有直方图、多边图、圆图、饼图、百分条图、直条图、玫瑰图、箱式图、普通线图、半对数线图、散点图、气泡图、误差条图和统计地图等。根据资料类型和研究目的来选择统计图的类型。

练习题

一、判断题,如果错误,请说明理由

1.统计图和统计表的标题一般都设计在正上方。 （   ）

2.统计表可以从任何位置任何方向开始读。 （   ）

二、单选题

1.描述健康儿童身高与体重之间的关系,宜采用 （   ）

    A.线图   B.散点图   C.直方图   D.直条图

2.频数分布表可以描述哪种资料的分布 （   ）

    A.计量资料   B.计数资料   C.等级资料   D.以上三种资料均可以

三、多选题

1.构成图有 （   ）

    A.百分条图   B.圆图   C.饼图   D.直条图

四、讨论题

1.半对数线图与普通线图的区别是什么?

2.统计表包括哪些基本要素?

3.常用的统计图有哪些?

第三章 计量资料的统计描述

对于计量资料,主要描述其分布特征,即集中趋势和离散趋势,常用统计分析方法有统计表、统计图、统计指标和数学模型等。正确的统计描述和表达是医学科研资料统计分析的基础。本章我们将结合资料的分布类型来介绍计量资料的主要描述性指标。

第一节 计量资料的频数分布

计量资料的描述性指标主要是根据资料的分布类型来选择。资料一般分对称分布和偏态分布,其中最常见的正态分布就是对称分布。偏态分布资料根据拖尾方向不同可分为正偏态分布和负偏态分布。

将原始资料进行分组,记录落在各组的事件数,每一组的事件数即称为该组频数。如原始资料为计量资料,则按变量值区间来分组。原始资料落在各组段的分布情况称为频数分布。将各数据组及其相应的事件数(频数)用表格的形式列出来,就形成了频数分布表,简称频数表。表 3-1 为某药物反应时间频数分布表。

3.1

表 3-1 某药物反应时间频数分布表

反应时间/s	频数	频率/%
0.05—	4	4.76
0.10—	4	4.76
0.15—	12	14.29
0.20—	32	38.10
0.25—	16	19.05
0.30—	3	3.57
0.35—	8	9.52
0.40—	1	1.19
0.45—0.50	4	4.76
合计	84	100.00

频数分布表的制作步骤如下:

1. 求极差。极差(range, R)也称为全距。极差=最大值-最小值。

2. 定组数、组距。频数分布表一般分 10~15 组,具体可以根据样本含量的多少来定,若分组太多,会产生多峰现象,若分组太少又不利于揭示分布规律;组距=全距/组数,组距应取近似于此式算出的结果,便于划分组段。

3. 确定各组段的上、下限。各组段之间应界限分明,每个组段的起点为"下限",终点为"上限"。如资料是连续性,各组段之间也应是连续的,本组的"上限"等于下一组的"下限"。

第一组应包括最小值,最后一组应包括最大值。一般地,在频数分布表中只写下限值,不写上限值,最后一组同时写下限值和上限值。

4.归组、列表。将各原始数据归到其所在的组,记录各组的例数,便形成常见的频数分布表。

频数分布表的用途:①揭示资料的分布特征和分布类型;②便于进一步计算其他指标和进行分析;③便于发现某些特大或特小的可疑值。

为了更直观地描述资料的频数分布情况,可以采用频数分布图,即直方图来表达。

第二节　集中趋势和离散趋势指标

计量资料频数分布的两个特征是集中趋势(central tendency)和离散趋势(dispersion tendency)。

计量资料的集中趋势常用平均数(average)来描述,平均数是反映一组同质的计量资料的平均水平或中心位置的指标。常用的平均数有算术平均数、几何平均数和中位数等。计量资料的离散趋势常用变异指标来描述,变异指标反映一组同质的计量数据的离散程度或波动水平。常用的变异指标有极差、四分位数间距、标准差、方差和变异系数等。

3.2

一、集中趋势指标

1.算术平均数(arithmetic mean)。算术平均数简称均数,适合于描述对称分布资料的平均水平或中心位置。样本均数一般用$\bar{x}$表示,总体均数一般用μ表示。其计算公式为:

当小样本时,用直接法:

$$\bar{x} = \frac{\sum_{i=1}^{n} x_i}{n} \tag{3-1}$$

当大样本时,用加权法:

$$\bar{x} = \frac{\sum_{i=1}^{k} f_i x_i}{\sum_{i=1}^{k} f_i} \tag{3-2}$$

注意:公式(3-1)和(3-2)分别适用于原始资料和频数分布表资料。

2.几何平均数(geometric mean)。几何平均数适合于描述一组同质等比数列计量资料的平均水平或中心位置。几何均数一般用G表示。对于原始资料和频数分布表资料,其计算公式为:

当小样本时,用直接法:

$$G = \lg^{-1}\left[\frac{\sum_{i=1}^{n} \lg x_i}{n}\right] \tag{3-3}$$

当大样本时,用加权法:

$$G = \lg^{-1}\left(\frac{\sum\limits_{i=1}^{k} f_i \lg x_i}{\sum\limits_{i=1}^{k} f_i}\right) \tag{3-4}$$

3. 中位数(median)。中位数适合于描述一组同质任何分布类型的计量资料的平均水平或中心位置,但是下面几种情况必须使用中位数:开口资料(即无确切的最大值或最小值的资料)、偏态分布、有特异点资料或分布类型不明确的资料。中位数一般用 M 表示。中位数是将原始数据由小到大排列后,位置居中的值或位置居中的两个值的平均数。对于原始资料和频数分布表资料,其计算公式为:

当小样本时,用直接法:

$$M = \begin{cases} x_{\frac{n+1}{2}}, & n \text{ 为奇数} \\ \dfrac{x_{\frac{n}{2}} + x_{\frac{n}{2}+1}}{2}, & n \text{ 为偶数} \end{cases} \tag{3-5}$$

式(3-5)中的下标是数据由小到大排列后的位次。

当大样本时,其计算公式为:

$$M = L_{\mathrm{m}} + \frac{i}{f_{\mathrm{m}}}\left(\frac{n}{2} - C\right) \tag{3-6}$$

式(3-6)中,L_{m} 表示中位数所在组的下限值,i 表示中位数所在组的组距;f_{m} 表示中位数所在组的频数,n 是样本含量,C 表示中位数所在组上一组的累计频数。

4. 调和平均数(harmonic mean)。调和平均数适用于描述一组同质计量资料的数值比较接近且数值比较小,个别数据特别大,呈极正偏态分布资料的平均水平或中心位置,通常用 H 表示。对于原始资料和频数分布表资料,其计算公式为:

当小样本时,用直接法:

$$H = \frac{n}{\sum\limits_{i=1}^{n} \dfrac{1}{x_i}} \tag{3-7}$$

当大样本时,用加权法:

$$H = \frac{\sum\limits_{i=1}^{k} f_i}{\sum\limits_{i=1}^{k} \dfrac{f_i}{x_i}} \tag{3-8}$$

5. 众数(mode)。众数可以粗略地描述一组同质呈单峰分布计量资料的平均水平或中心位置,一般用 $\hat{X}$ 表示。在医学上常用来估计传染病的平均潜伏期。当数据个数较少时,众数就是出现次数最多的那个数据;当数据个数较多时,编制成频数分布表,众数就是频数最多的那组的组中值。但是众数随着频数分布表的组段、组距的改变而改变,因此,众数在大样本资料中使用得较少。

二、变异指标

变异(variation)指标反映一组同质的计量数据的离散程度或波动程度。常用的有极差、四分位数间距、标准差、方差和变异系数等。

1. 极差。极差是一组同质计量资料的最大值与最小值之差,通常用 R 表示。计算公式为:

$$R = x_{\max} - x_{\min} \tag{3-9}$$

极差粗略地描述一组同质计量资料的离散趋势,但是受极端值的影响很大,稳定性差,实际科研中使用不多。

2. 四分位数间距(inter-quartile range,IQR 或 Q_R)。四分位数间距是一组同质计量资料的中间一半观察值的极差,即

$$IQR = P_{75} - P_{25} \tag{3-10}$$

需特别注意 IQR 是 P_{75} 与 P_{25} 的差值,而不是区间。IQR 常用于描述偏态分布资料的离散水平。

3. 标准差(standard deviation)。标准差适合于描述同质对称分布计量资料的离散趋势。样本标准差用 s 表示,总体标准差用 σ 表示,计算公式分别为:

$$s = \sqrt{\frac{\sum\limits_{i=1}^{n}(x_i - \bar{x})^2}{n-1}} \tag{3-11}$$

$$\sigma = \sqrt{\frac{\sum\limits_{i=1}^{N}(x_i - \mu)^2}{N}} \tag{3-12}$$

4. 方差(variance)。方差是标准差的平方,即 $s^2 = \dfrac{\sum\limits_{i=1}^{n}(x_i - \bar{x})^2}{n-1}$,又称均方(mean square,MS),适用于描述同质对称分布计量资料的离散趋势。样本方差用 s^2 表示,总体方差用 σ^2 表示。统计描述中不建议使用方差,因方差的单位是指标原单位的平方。

5. 变异系数(coefficient of variation,CV)。变异系数是描述同质正态分布计量资料的离散趋势的无量纲指标,单位为%。变异系数特别适用于以下两种情况:一是单位不同的资料组间变异程度进行比较;二是均数相差悬殊的资料组间变异程度进行比较。其计算公式为:

$$CV = \frac{s}{\bar{x}} \times 100\% \tag{3-13}$$

统计量的标准差叫标准误(standard error),反映一组同质的统计量离散程度,常用于描述计量资料的抽样误差大小。从理论上来说,每个统计量都有其相应的标准差。用 $s_{\bar{x}}$ 和 s_{CV} 分别表示统计量 $\bar{x}$ 和 CV 的标准差,其计算公式分别是:

$$s_{\bar{x}} = \frac{s}{\sqrt{n}} \tag{3-14}$$

$$s_{CV} = \sqrt{\frac{CV^2(1 + 2CV^2)}{2n}} \tag{3-15}$$

三、百分位数

百分位数(percentile)是将原始数据由小到大进行排序,将数据分为两部分,比它小的占 $x\%$,比它大的占 $1 - x\%$,即这个点称为第 x 百分位数,记为 P_x。已知资料的频数分布表,

百分位数计算公式为：

$$P_x = L + \frac{i}{f}(n \times x\% - C) \qquad (3\text{-}16)$$

式中，L 是 P_x 所在组的下限值，i 是 P_x 所在组的组距，f 是 P_x 所在组的频数，n 是样本含量，x 是 $0 \sim 100$ 中的任何实数，C 是 P_x 所在组上一组的累计频数。

在实际科研工作中，用 P_{50} 可以描述偏态分布资料的集中趋势，用 P_{75} 和 P_{25} 两个百分位数之差得到四分位数间距来评价偏态分布资料的离散趋势。

中位数与百分位数在符号、意义、计算和应用上有何区别与联系见表 3-2。

正态分布计量资料综合描述指标是 $\bar{x} \pm s$。偏态分布计量资料综合描述指标是 $M(IQR)$。

表 3-2　中位数与百分位数的区别与联系

		意义	计算	应用	联系
中位数 （M）		表示一组同质的计量资料的平均水平或中心位置	$M = \begin{cases} x_{\frac{n+1}{2}}, & n\text{ 为奇数} \\ \dfrac{x_{\frac{n}{2}} + x_{\frac{n}{2}+1}}{2}, & n\text{ 为偶数} \end{cases}$	描述集中趋势	中位数是一个特定的百分位数。
百分位数 （P_x）		是一种位置指标，它把原始数据分为两部分；比它小的占 $x\%$，比它大的占 $1-x\%$	$P_x = L + \dfrac{i}{f}(n \times x\% - C)$	①计算四分位数间距，描述离散趋势；②估计临床参考值范围	大样本中位数可以使用百分位数公式进行计算：$M = L + \dfrac{i}{f}\left(\dfrac{n}{2} - C\right)$

第三节　正态分布及其应用

一、正态分布与标准正态分布

正态分布（normal distribution）是一种概率分布，正态分布曲线是以均数为中心左右对称的一条钟型曲线。随机变量 x 服从正态分布，常记为 $x \sim N(\mu, \sigma^2)$，其中均数 μ 和标准差 σ 是正态分布的两个参数。为了便于描述和应用，常将服从正态分布的随机变量 x 作数据转换，设 $u = \dfrac{x - \mu}{\sigma}$，则将正态分布变换为标准正态分布。$u$ 值又称为标准正态变量或标准正态离差（standard normal deviate），记为 $u \sim N(0, 1^2)$。

3.3

二、正态分布的性质

1. 正态分布以均数 μ 为中心，左右对称。

2. 正态分布有 μ 和 σ 两个参数。μ 为位置参数，σ 是变异度参数，当 σ 恒定时，μ 越大，曲线越向横轴右方移动；μ 越小，则曲线越向左方移动。当 μ 一定时，σ 越大，表示数据越分散，曲线越低平；σ 越小，表示数据越集中，曲线越陡峭。

3. 正态分布的面积分布规律。在正态曲线下，x 轴上 $\mu \pm \sigma$ 之间的面积占总面积的 68.27%，$\mu \pm 1.96\sigma$ 之间的面积占总面积的 95.00%，$\mu \pm 2.58\sigma$ 之间的面积占总面积的

99.00％。注:标准正态分布临界值表见附表1。

三、正态分布的应用

1.用于许多随机变量的分布描述,如随机误差的分布、某些生理学指标的分布等。

2.某些统计量的抽样分布,如χ^2,t与F分布都是在正态分布的基础上推导出来的。

3.某些分布的极限为正态分布,如二项分布、Poisson分布、t分布。

4.u检验。以u作为统计量的假设检验称为u检验,它是常用的假设检验方法之一。

5.用于服从正态分布计量资料的临床参考值范围的估计、半数效量的计算、质量控制图的绘制等。

四、临床参考值范围及估计方法

1.临床参考值范围的定义 临床参考值范围是指特定人群的生理、生化等指标,是绝大多数人检测指标所在范围,临床上通常用95％临床参考值范围作为诊断的参考依据。

2.95％临床参考值范围的估计方法 如果资料服从正态分布,那么可以采用近似正态法进行估计,若设指标过高过低为异常,则采用双侧,计算公式为$\bar{x}\pm1.96s$;若设指标过高或过低为异常,则采用单侧,计算公式分别为$0\sim\bar{x}+1.645s$和$\bar{x}-1.645s\sim+\infty$。如果资料服从偏态分布,那么可以采用百分位数法进行估计,若设指标过高过低为异常,则采用双侧,表达式为$P_{2.5}\sim P_{97.5}$,若设指标过高或过低为异常,则采用单侧,表达式分别为$0\sim P_{95}$和$P_5\sim+\infty$。

✏ 小结 ◆

1.计量资料的描述指标选择依据其分布类型。如资料服从正态分布或近似正态分布,则用$\bar{x}\pm s$来描述,否则,采用$M(IQR)$来描述。

2.95％临床参考值范围的估计方法依分布类型来确定,若资料是正态分布,则采用正态近似法,否则,采用百分位数法。

📋 练习题 ◆

一、判断题,如果错误,请说明理由

1.百分位数法可以估计正态分布资料的95％临床参考值范围。 ( )

2.可采用直条图描述不同医院患者满意程度(注:5分级)的分布情况。 ( )

3.从新冠肺炎疫情开始到2020年2月25日,北上广深四座一线城市的$R_{0(t)}$估计值的M值($P_{25}-P_{75}$)分别为0.84(0.42-2.46)、0.76(0.38-2.67)、0.67(0.31-3.25)、0.75(0.34-4.02),其描述方法是否正确? ( )

4.四分位数间距是一个区间。 ( )

5.等级资料可以采用平均数来描述。 ( )

二、讨论题

1.频数分布表的主要用途是什么?

2.等级资料可以采用平均数来描述吗? 为什么?

3.临床参考值范围的估计方法有哪些?

第四章 计量资料的统计推断

在计量资料的抽样研究中,由于个体变异的存在,样本均数与样本均数,或样本均数与总体均数之间往往存在差异,所以进行总体均数估计或进行组间均数比较时,需要考虑抽样误差进行统计推断。

第一节 均数的抽样误差及 t 分布

一、抽样误差及标准误

(一)均数的抽样误差

在医学科研中常采用抽样研究的方法,通过对从总体中随机抽取的样本进行研究来推论总体。由于总体中的个体间存在个体差异,因此在遵循随机化原则的前提下,由样本算得的统计量与总体参数之间或统计量与统计量之间往往存在差异,这种由于个体变异的存在,在抽样研究中表现出来的统计量与参数或统计量与统计量之间的差异称为抽样误差。抽样误差在抽样研究中是不可避免的,但只要是随机抽样,抽样误差也是随机的,有其分布规律,可以用统计方法来估计其大小。

4.1

(二)中心极限定理

在数理统计中,中心极限定理可描述为:从同一总体中随机抽取样本含量相同的若干个样本,由于存在抽样误差,这些样本的均数各不相同,如果总体中各观察值服从正态分布或者样本含量比较大,那么,样本均数近似服从正态分布,记为 $\bar{x} \sim N(\mu, \sigma_{\bar{x}}^2)$,其中 μ 为原来总体均数,$\sigma_{\bar{x}}$ 为样本均数的标准差,计算公式为 $\sigma_{\bar{x}} = \dfrac{\sigma}{\sqrt{n}}$,$\sigma$ 为原来总体标准差,n 为样本含量。

(三)均数的标准误

在统计学中,统计量的标准差叫标准误,所以样本均数的标准差叫均数的标准误。均数的标准误是衡量抽样误差大小的指标,标准误越小,表示抽样误差越小,则统计量越稳定,与参数越接近。标准差是表示一组同质计量资料观察值离散程度大小的指标,而标准误则是说明从同一总体中抽取的样本含量为 n 的各样本均数离散程度大小的指标。若总体中个体的观察值的变异很大,即总体标准差很大,则抽取的各样本均数也相差很大,即均数的离散程度很大。因此,当样本含量固定时,标准误的大小与总体标准差成正比,在同一总体中抽取的随机样本的样本含量越大,则样本均数与总体均数越接近,抽样误差越小,所以标准误的大小也与样本含量有关。标准误的计算公式为 $\sigma_{\bar{x}} = \dfrac{\sigma}{\sqrt{n}}$。由于总体标准差 σ 往往是未知的,只能得到样本标准差 s,所以只能用样本标准差来代替总体标准差求得均数标准误的估

计值 $s_{\bar{x}}$，即 $s_{\bar{x}} = \dfrac{s}{\sqrt{n}}$。均数标准误是说明用样本均数对总体均数作区间估计时波动范围大小的一个指标，标准误越小，用样本均数来估计总体均数可信区间时的波动范围越小，说明用样本均数来估计总体均数的可靠性越高。

二、t 分布

(一)t 值与 t 分布

样本均数与总体均数之间的差异，如果以样本均数的标准误的估计值 $s_{\bar{x}}$ 的倍数来表示，此倍数即为 t 值，其计算公式为：

$$t = \frac{\bar{x} - \mu}{s_{\bar{x}}} \tag{4-1}$$

自由度 $\nu = n-1$。从正态分布总体中抽取 k 个样本含量 n 相同的样本分别算得 k 个样本均数，用上式可得 t 值，当 k 很大时，可看出 t 值的分布是以 0 为中心、两边对称的一种分布，这就是 t 分布(t distribution)。当样本含量 n 不同时，t 分布曲线也不同。所以，t 分布曲线是随着自由度变化而变化的一簇曲线，如图 4-1 所示。

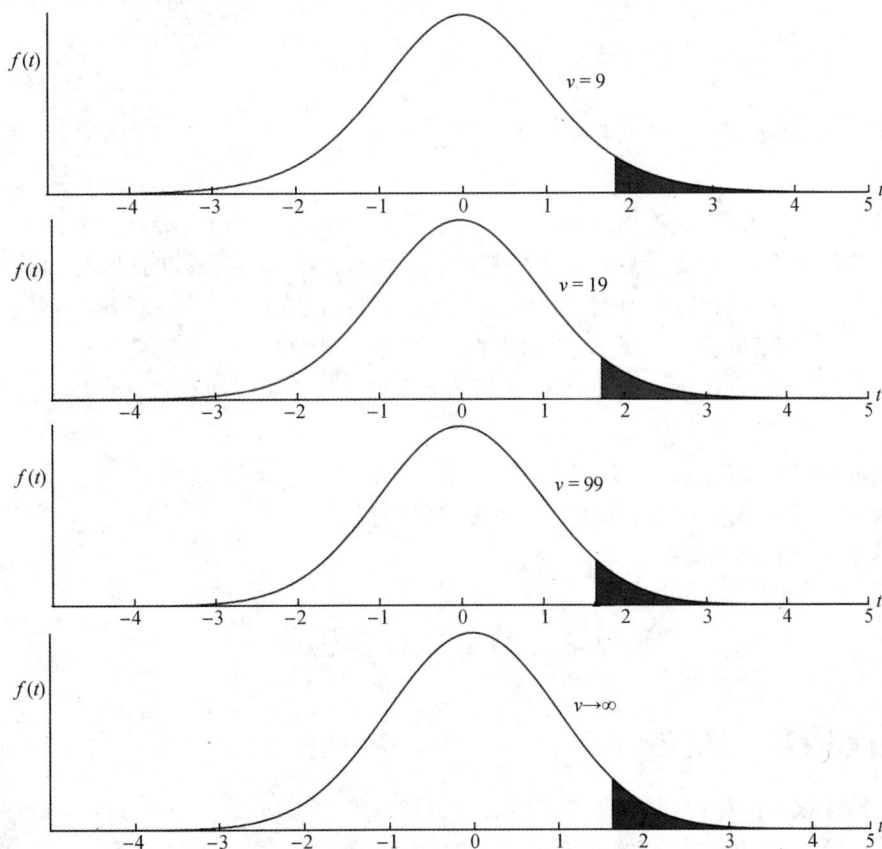

图 4-1　自上而下自由度分别是 9、19、99 和∞的 t 分布曲线

(二)t 分布的特点

1.以 0 为中心，左右对称的单峰分布。

2. t 分布曲线随着自由度 ν 的变化而变化，当自由度 ν 较小时，t 分布曲线的峰较低而尾部较高，当自由度 ν 逐渐增大时，t 分布曲线逐渐接近标准正态分布曲线；当 $\nu \rightarrow \infty$ 时，t 分布曲线就是标准正态分布曲线。

3. 如果以 t 分布曲线与横轴间的面积设为 100%，通常把自由度为 ν 的 t 分布曲线下两侧尾部总面积为 5% 的临界值记为 $t_{0.05/2,\nu}$，而把单侧尾部总面积为 5% 的临界值记为 $t_{0.05,\nu}$。t 临界值表见附表2。

三、总体均数的估计

(一)点估计

点估计(point estimation)是指用统计量直接作为参数的估计值。总体均数的点估计是指用样本均数作为总体均数的估计值。这种方法简单，但未考虑抽样误差。

(二)区间估计

区间估计(interval estimation)是指按一定概率 $100(1-\alpha)\%$ 估计总体均数所在的范围，所得区间叫可信区间(confidence interval，CI)或置信区间。其中，$100(1-\alpha)\%$ 为可信度，可信度常取 95% 或 99%。

1. 若 σ 已知，按正态分布原理进行估计，其计算公式为：

$$\bar{x} \pm u_{\alpha/2} \times \sigma_{\bar{x}} \tag{4-2}$$

2. 若 σ 未知，按 t 分布原理进行估计，其计算公式为：

$$\bar{x} \pm t_{\alpha/2,\nu} \times s_{\bar{x}} \tag{4-3}$$

可信区间的两要素：①准确度(accuracy)，反映在可信度 $100(1-\alpha)\%$ 的大小(即区间包含总体均数的概率大小)上，准确度越大越好；②精度(precision)，反映在区间的长度上，长度越短越好。在样本含量一定的情况下，提高可信度，区间变长，将会降低精度，要兼顾准确度和精度；在可信度确定的情况下，增加样本含量可减小区间长度，提高精度。

可信限(confidence limit)是指可信区间的上限值和下限值。可信区间是以上、下可信限值为界组成的一个范围。

可信区间与临床参考值范围：① 95% 临床参考值范围按 $\bar{x} \pm 1.96s$ 计算，指同质正态总体内包括 95% 个体值的估计范围；② 95% 可信区间按 $\bar{x} \pm t_{0.05/2,\nu} \times s_{\bar{x}}$ 计算，指按 95% 可信度估计的总体参数的所在范围。

第二节　假设检验

一、假设检验的意义

由于抽样误差的存在，来自某一总体的随机样本的样本均数与总体均数往往不等；从同一总体中抽取的两随机样本的样本均数也往往不同。因此，在比较一个样本均数与一个总体均数的差别时，或在比较两个样本均数的差别时，需要判断这种差别的性质和意义。上述差别有两种可能：①总体均数不等；②总体均数相等，差别是由抽样误差所致。要判断属于哪种可能就需

4.2

要通过假设检验来回答。

二、假设检验的基本思想

要推断两样本均数或一个样本均数与一个已知总体均数的差别是由于抽样误差引起的,还是由于总体均数不同所致,可运用反证法,首先建立检验假设,假设样本来自同一总体(即在方差齐同的前提下,假设各总体均数相等),然后在假设的基础上计算统计量,根据统计量的大小来判断假设成立的概率有多大,当假设成立的概率较大时就不拒绝该假设,当假设成立的概率较小时就拒绝该假设。

三、假设检验的基本步骤

【例 4-1】根据大量调查资料,已知健康成年男子脉搏的均数(μ_0)为 73 次/分钟。某医生在山区随机抽取了 10 名健康成年男子,求得其脉搏均数为 80.19 次/分钟,标准差为6 次/分钟。能否认为该山区成年男子的脉搏均数高于健康成年男子脉搏均数?

其假设检验的基本步骤为:

1.建立假设和确定检验水准。有两种检验假设,一种为无效假设(null hypothesis),符号为 H_0,即假设两总体均数相等,所观察到的差异是由于抽样误差造成的。本例的检验假设为山区成年男子的脉搏均数与健康成年男子的脉搏均数相等,即 $H_0:\mu=\mu_0$。另一种为备择假设(alternative hypothesis),符号为 H_1,它是 H_0 的对立假设。本例的备择假设为山区成年男子的脉搏均数高于健康成年男子脉搏均数,即 $H_1:\mu>\mu_0$。

建立检验假设还要根据研究目的确定用单侧检验还是双侧检验。若只考虑 $\mu_1>\mu_2$ 或 $\mu_1<\mu_2$ 一种情况时用单侧检验;若要考虑 $\mu_1\neq\mu_2$,即同时考虑 $\mu_1>\mu_2$ 或 $\mu_1<\mu_2$ 时采用双侧检验。如本例为单侧检验,其备择假设为 $\mu>\mu_0$。

检验水准(significance level)通常记为 α,为假设检验中发生Ⅰ类错误的概率,研究者可根据需要给定 α 的水准,在实际工作中常取 $\alpha=0.05$ 或 $\alpha=0.01$。

2.选定检验方法和计算相应的统计量。要根据研究的类型和统计推断的目的选用不同的检验方法。如两均数比较用 t 检验,多个样本均数比较用 F 检验,率的比较采用 χ^2 检验。

本例可以使用 t 检验,其统计量 t 为:

$$t=\frac{\bar{x}-\mu_0}{s_{\bar{x}}}=\frac{80.19-73}{6/\sqrt{10}}\approx3.79,\nu=10-1=9$$

3.查 t 临界值表,确定 P 值。P 值是从 H_0 所假设的总体中随机抽样,得到等于及大于(或等于及小于)所算出的统计量的概率。当统计量大于等于临界值时,$P\leqslant\alpha$;当统计量小于临界值时,$P>\alpha$。

查附表 2 t 临界值表,单侧 $t_{0.05,9}=1.833$,因为 $t\approx3.79>t_{0.05,9}=1.833$,所以 $P<0.05$。

下面根据 t 分布图,以单侧检验为例分析:为什么当 t 统计量大于 t 临界值时,$P\leqslant\alpha$。P 值是从 H_0 所假设的总体中随机抽样,得到样本的统计量等于及大于现有样本计算得到的 $t=3.79$ 的概率,即 t 分布曲线与横轴之间,t 值等于及大于 3.79 的面积,而 t 临界值 $t_{0.05,9}=1.833$ 表示 t 分布曲线与横轴之间,t 值等于及大于 1.833 的面积(为 0.05),由此可见,因为 $t\approx3.79>t_{0.05,9}=1.833$,所以 $P<0.05$。

4.统计推断,下结论。当 $P \leq \alpha$ 时,结论为按检验水准 α,拒绝 H_0,可认为两总体均数的差别有统计学意义;当 $P > \alpha$ 时,结论为按检验水准 α,不拒绝 H_0,没有足够理由认为两总体均数的差别有统计学意义。

下面根据 t 分布图,以单侧检验为例分析:为什么当 $P \leq \alpha$ 时,结论为按检验水准 α 拒绝 H_0?

若样本来自 H_0 所假设的总体,即 $\mu = \mu_0$,那么,理论上 $|x - \mu|$ 不会很大,即由此计算得到的 t 值不会很大,在 t 分布图中,计算得到的 t 值应该在 0 附近摆动,如果计算得到的 t 值很大,远离 0,则很可能 H_0 不成立,拒绝 H_0 假设。如何判断是否远离 0 呢? 我们可以以 t 的临界值为界,当 t 统计量大于或等于 t 临界值时,可以认为 H_0 不成立,相应的区域叫"拒绝域",否则,没有足够理由来拒绝 H_0,相应的区域可以叫"不拒绝域"。由上述分析已知,当 t 统计量大于或等于 t 临界值时,$P \leq \alpha$,因此,为了应用方便,当 $P \leq \alpha$ 时,在按检验水准 α 下拒绝 H_0,可以认为比较的总体之间差异是有统计学意义的;否则,在按检验水准 α 下不拒绝 H_0,没有足够理由认为比较的总体之间有统计学差异。

在例 4-1 中,在 $\alpha = 0.05$ 水准下,拒绝 H_0,可认为该山区成年男子的脉搏水平高于健康成年男子的平均水平。

四、统计学推论的 Ⅰ 类错误和 Ⅱ 类错误

当拒绝了实际上成立的 H_0 时,称为 Ⅰ 类错误(type Ⅰ error);当不拒绝实际上是不成立的 H_0 时,称为 Ⅱ 类错误(type Ⅱ error)。记忆口诀:"弃真 Ⅰ,存伪 Ⅱ"。Ⅰ 类错误的概率用 α 表示,其大小可根据需要来确定,如确定检验水准 $\alpha = 0.05$,理论上 100 次抽样中发生这样的错误有 5 次。Ⅱ 类错误的概率用 β 表示,它只有与特定的 H_0 结合起来才有意义,但其大小很难确切估计,只有已经样本含量 n、α 水准及两个总体间差异时,才能估计 β 的大小。当样本含量一定时,α 愈小,β 愈大;反之,α 愈大,β 愈小。如果要同时减小 α 和 β,唯一的办法是增加样本含量。$1 - \beta$ 称为检验效能或把握度(test power),指两个总体确有差别,按 α 水准能发现它们有差别的能力。如 $1 - \beta = 0.90$,意味着两个总体确有差别,则理论上 100 次抽样进行假设检验中,平均有 90 次能检验出差别。

五、进行假设检验时应注意的事项

1.资料来源必须遵循严密的随机抽样设计,应保证样本的同质性和代表性、组间均衡性和可比性。

2.所有假设检验都是针对总体而言的,选用检验方法应符合其适用条件。

3.正确理解"差异有无统计学意义"。"差异有统计学意义"不等于"差异显著",不能理解为所比较的两均数的绝对差相差很大。同理,"相关有统计学意义"不等于"有显著相关性"。

4.结论具有相对性。假设检验的结论是概率性结论,与检验水准 α 的大小、单双侧检验和样本含量大小有关。如假设检验结果得到 $0.01 < P \leq 0.05$,那么按 $\alpha = 0.05$ 水准拒绝 H_0,而按 $\alpha = 0.01$ 水准有可能不拒绝 H_0;当增加样本含量时,由于减少抽样误差,结果有可能由原来的不拒绝 H_0 变成拒绝 H_0。此外,不管推断结果如何,假设检验都有可能犯错误,拒绝 H_0 可能存在 Ⅰ 类错误,不拒绝 H_0 可能存在 Ⅱ 类错误。

5.假设检验的理论依据是小概率事件原理,即小概率事件在一次试验中可以认为不会发生。

6.写报告时应规范。资料与方法中注明样本含量 n 的大小、犯 I 类错误概率 α 的大小,采用的是单侧检验还是双侧检验;在表达统计推断结果时需要同时列出检验统计量和 P,其中 P 可以是具体值或确切范围;推断结果建议采用95%的误差图表示,以便读者进行对比分析。

第三节　u 检验和 t 检验

假设检验的方法根据研究目的、资料类型、设计类型和已经条件来确定。在单样本设计或两样本设计的计量资料中常用的方法是 u 检验和 t 检验。

一、样本均数与已知总体均数 μ_0 作比较

其目的是推断样本所代表的未知的总体均数 μ 与已知的总体均数 μ_0 有无差异。

4.3

检验假设为 $H_0:\mu=\mu_0,H_1:\mu\neq\mu_0,\alpha=0.05$。

当 σ 已知时,作 u 检验,统计量 u 的计算公式为:

$$u=\frac{|\bar{x}-\mu_0|}{\sigma_{\bar{x}}} \tag{4-4}$$

【例 4-2】根据大量调查资料,已知健康成年男子脉搏的均数(μ_0)为73次/分钟。某医生在山区随机抽取了10名健康成年男子,求得其脉搏均数为80.19次/分钟,总体标准差为6次/分钟。利用 u 检验推断:能否认为该山区成年男子的脉搏均数高于健康成年男子脉搏均数?

已知 $n=10$,$\mu_0=73$ 次/分钟,$\sigma=6$ 次/分钟。假设检验基本步骤如下。

(1)建立假设,给出检验水准 α。

$$H_0:\mu=\mu_0,H_1:\mu>\mu_0,\alpha=0.05$$

(2)选 u 检验方法,计算 u 统计量。

$$u=\frac{|\bar{x}-\mu_0|}{\sigma_{\bar{x}}}=\frac{|80.19-73|}{6/\sqrt{10}}\approx3.79$$

(3)查附表1标准正态分布临界值表,确定 P 值。

查附表1得 $u_{0.05}=1.645$。因为 $u=3.79>u_{0.05}=1.645$,所以 $P<0.05$。

(4)推断下结论。

在 $\alpha=0.05$ 水准下,拒绝 H_0,可认为该山区成年男子的脉搏均数高于健康成年男子的脉搏均数。

当 σ 未知时,作 t 检验,统计量 t 的计算公式为:

$$t=\frac{|\bar{x}-\mu_0|}{s_{\bar{x}}},\nu=n-1$$

例 4-1 就是未知 σ 单样本 t 检验的实例,在这里不再重述。

样本均数与已知总体均数 μ_0 作比较的 u 检验或 t 检验的适用条件是资料服从正态分布。

二、配对设计的 t 检验

其目的是推断各对数据的平均差值是否来自总体均数为 0 的正态总体。配对的计量资料有两种情况：①对配对的两个受试对象分别给予两种处理所得的观察值；②对同一受试对象给予两种不同处理所得的观察值。

检验假设为 $H_0:\mu_d=0,H_1:\mu_d\neq0,\alpha=0.05$。

统计量 t 的计算公式为：

$$t=\frac{|\bar{d}|}{s_{\bar{d}}},\nu=n-1 \tag{4-5}$$

其中，$\bar{d}$ 表示差值的均数。

配对设计的 t 检验适用条件是差值服从正态分布。

【例 4-3】用某药物治疗 10 例高血压患者，其舒张压下降的均数为 20mmHg，标准差为 3mmHg。试问：该方法是否有效？

已知 $n=10,\bar{d}=20$mmHg$,s_{\bar{d}}=3$mmHg。假设检验基本步骤如下。

(1)建立假设，给出检验水准 α。

$$H_0:\mu_d=0,H_1:\mu_d>0,\alpha=0.05$$

(2)选 t 检验方法，计算 t 统计量。

$$t=\frac{|\bar{d}|}{s_{\bar{x}}}=\frac{|20|}{3/\sqrt{10}}\approx21.08$$

(3)查 t 临界值表，确定 P 值。

查附表 2 得 $t_{0.05,9}=1.833$。因为 $t=21.08>t_{0.05,9}=1.833$，所以 $P<0.05$。

(4)推断下结论。

在 $\alpha=0.05$ 水准下，拒绝 H_0，可认为该药物治疗高血压是有效的。

三、两样本均数比较的 t 检验

设两样本来自总体均数分别为 μ_1 和 μ_2 的两个总体，目的是推断两个总体均数 μ_1 和 μ_2 是否相等。

检验假设为 $H_0:\mu_1=\mu_2,H_1:\mu_1\neq\mu_2,\alpha=0.05$。

统计量 t 的计算公式为：

$$t=\frac{|\bar{x}_1-\bar{x}_2|}{s_{\bar{x}_1-\bar{x}_2}}=\frac{|\bar{x}_1-\bar{x}_2|}{\sqrt{\frac{(n_1-1)s_1^2+(n_2-1)s_2^2}{n_1+n_2-2}\left(\frac{1}{n_1}+\frac{1}{n_2}\right)}},\nu=n_1+n_2-2 \tag{4-6}$$

两样本均数比较的 t 检验适用条件是资料服从正态分布，并且两样本所来自的总体方差相等，即方差齐。

【例 4-4】某临床试验中，实验组受试对象有 100 例，平均年龄为 35 岁，标准差为 7 岁；对照组受试对象有 80 人，平均年龄为 38 岁，标准差为 6 岁。试问：受试对象组间年龄是否均衡？

本例资料为计量资料，设计为完全随机设计，可以选用两样本比较的 t 检验。

已经 $n_1=100,\bar{x}_1=35,s_1=7,n_2=80,\bar{x}_2=38,s_2=6$。假设检验基本步骤如下。

(1)建立假设,给出检验水准 α。
$$H_0:\mu_1=\mu_2,H_1:\mu_1\neq\mu_2,\alpha=0.05$$

(2)选 t 检验方法,计算 t 统计量。

$$t=\frac{|\bar{x}_1-\bar{x}_2|}{s_{\bar{x}_1-\bar{x}_2}}=\frac{|\bar{x}_1-\bar{x}_2|}{\sqrt{\frac{(n_1-1)s_1^2+(n_2-1)s_2^2}{n_1+n_2-2}\left(\frac{1}{n_1}+\frac{1}{n_2}\right)}}$$

$$=\frac{|35-38|}{\sqrt{\frac{(100-1)\times7^2+(80-1)\times6^2}{100+80-2}\left(\frac{1}{100}+\frac{1}{80}\right)}}$$

$$\approx3.04$$

(3)查 t 临界值表,确定 P 值。

查附表 2 得 $t_{0.05/2,179}\approx1.96$。因为 $t\approx3.04>t_{0.05/2,179}\approx1.96$,所以 $P<0.05$。

(4)推断下结论。

在 $\alpha=0.05$ 水准下,拒绝 H_0,可以认为受试对象组间的年龄不均衡。

四、方差齐性检验

由于抽样误差,即使来自同一总体的两样本的方差也会有差异。要判断两样本方差的差别是由于资料的总体方差不同所致,还是仅仅由于抽样误差所致,需要进行方差齐性检验,目的是推断两总体方差是否相等。

检验假设为 $H_0:\sigma_1^2=\sigma_2^2,H_1:\sigma_1^2\neq\sigma_2^2,\alpha=0.10$。

统计量 F 的计算公式为:

$$F=\frac{s_1^2}{s_2^2},\nu_1=n_1-1,\nu_2=n_2-1 \tag{4-7}$$

【例 4-5】试对例 4-4 两个组间方差齐性进行假设检验。

基本步骤如下:

(1)建立假设,给出检验水准 α。
$$H_0:\sigma_1^2=\sigma_2^2,H_1:\sigma_1^2\neq\sigma_2^2,\alpha=0.10$$

(2)选 F 检验方法,计算 F 统计量。

$$F=\frac{s_1^2}{s_2^2}=\frac{7^2}{6^2}\approx1.36,\nu_1=n_1-1=99,\nu_2=n_2-1=79$$

(3)查 F 临界值表,确定 P 值。

查附表 3 得 $F_{0.10(99,79)}\approx1.42$。因为 $F\approx1.36<F_{0.10(99,79)}\approx1.42$,所以 $P>0.10$。

(4)推断下结论。

在 $\alpha=0.10$ 水准下,不拒绝 H_0,没有足够理由认为两组方差不齐。

注:方差齐性 F 检验适用于正态分布资料,否则可以选用 Levene 检验。

五、方差不齐时两样本均数的比较

可选用以下方法:①进行变量转换,达到方差齐性的要求;②采用秩和检验;③采用Ridit检验;④近似 t 检验,即 t' 检验,常用的 t' 检验主要有 3 种,Cochran & Cox 近似 t 检验是对 t 临界值进行校正,Satterthwaite 近似 t 检验和 Welch 近似 t 检验是对自由度进行校正,具体计算公式参见有关教材。

第四节　正态性检验

正态性检验是推断资料是否服从正态分布,或样本是否来自正态分布总体的方法。有些统计方法只适用于正态分布或近似正态分布资料,如 $\bar{x} \pm s$ 描述资料的分布特征,用正态分布法确定临床参考值范围等。所以,在应用这些方法时常需要对资料进行正态性检验。

4.4

正态分布有两个特征:对称性和正态峰。分布不对称就是偏态,峰向左偏,长尾向右侧延伸称为正偏态分布,峰向右偏,长尾向左侧延伸称为负偏态分布。与正态峰比较,峰尖峭而尾部延伸,两尾部曲线在正态曲线之上,面积分布与正态分布相比中部偏少而尾部偏多,叫尖峭峰;而与正态峰比较,峰顶平阔而尾部短促,两尾部曲线在正态分布曲线之下,面积分布与正态分布相比中间偏多而尾部偏少,叫平阔峰。

正态分布检验就是对偏度(skewness)和峰度(kurtosis)进行检验。常用的检验方法有正态概率纸目测法和矩法。

1. 正态概率纸目测法。此法较粗略而简便,方法是:先计算出各个观察值的累计频率,以此累计频率查标准正态分布表得到相应的概率单位(标准正态离差 $u+5$),以概率单位为纵坐标,以观察值的实际值为横坐标,在正态概率纸上作点图,如点基本在一条直线上即近似正态分布。标准正态分布横轴上正态离差加 5,称为概率单位(probability unit)y,用公式表示为:$y = u + 5 = \dfrac{x-\mu}{\sigma} + 5$,其中 x 为观察值,$x \sim N(\mu, \sigma^2)$,$u = \dfrac{x-\mu}{\sigma}$,为标准正态离差,为 x 与 μ 距离相当于标准差的倍数。注:关于正态分布曲线下面积与概率单位的换算关系可以查附表 4。

2. 矩法。矩法也称动差法,是应用数学上矩的原理来检验偏度系数和峰度系数。偏度系数以 g_1 表示,$g_1 = 0$ 称为对称分布,$g_1 > 0$ 为正偏态分布,$g_1 < 0$ 为负偏态分布。峰度系数以 g_2 表示,$g_2 = 0$ 为正态峰,$g_2 > 0$ 为尖峭峰,$g_2 < 0$ 为平阔峰。由于有抽样误差,需对 g_1 和 g_2 分别进行统计推断,计算公式请参阅有关教材。

第五节　方差分析

方差分析(analysis of variance,ANOVA)是适用于两组或两组以上计量资料均数进行比较的一种参数统计分析方法。

一、方差分析概述

(一)方差分析的基本思想

方差分析是把所有观察值之间的总变异,按来源分为两个或多个组成部分,再作分析。如分析单因素完全随机设计的实验资料时,总变异可分为表示各处理组的均数间变异的组间变异和同一组内个体间变异(亦称误差)的组内变异,两部分变异分别用离均差平方和(sum of squares of deviations from mean,SS)除以自由度后算得均方(mean square,MS)来表示,然后,组间均方除以组内均方来构造统计量 F,即 $F = \dfrac{MSR}{MSE}$,其中分子包括处理因素效应加上随机误差,分母就是随机误差。在无效假设 H_0 下,理论上 F 不应该很大,如果 F 远大于 1,则 H_0 很可能不成立,作出拒绝 H_0 的统计推断。现以单因素完全随机设计的方差分析为例加以说明。

各处理组的全部观察值之间大小不等,这种变异称为总变异。其大小可用各观察值与总均数的离均差平方和 SST 表示,$SST = \displaystyle\sum_{i=1}^{k}\sum_{j=1}^{n_i}(x_{ij} - \bar{x})^2$,式中 $i = 1, 2, \cdots, k$,表示处理组号,$j = 1, 2, \cdots, n_i$,表示每一处理组内个体编号。x_{ij} 表示第 i 组第 j 个观察值,$\bar{x}$ 为各组所有观察值的平均数。总变异可以分为下列两部分:

1.组内变异。各处理组内部各观察值之间大小不等,这种变异称为组内变异。其大小可用各组内部每个观察值与组均数的离均差平方和来表示,$SSE = \displaystyle\sum_{i=1}^{k}\sum_{j=1}^{n_i}(x_{ij} - \bar{x}_i)^2$,其自由度 $\nu_E = n - k$。$MSE = \dfrac{SSE}{n-k}$,它是由各处理组内个体间的变异所致,而与试验因素无关。

2.组间变异。各处理组间的样本均数也大小不等,这种变异称为组间变异,它反映了某个处理因素对观察值大小的影响,也包括随机误差。其大小可用各组均数与总均数的离均差平方和来表示:$SSR = \displaystyle\sum_{i=1}^{k}\sum_{j=1}^{n_i}(\bar{x}_i - \bar{x})^2$。组间变异还与组间自由度 $\nu_R = k - 1$ 有关,$MSR = \dfrac{SSR}{k-1}$,它反映了样本均数间的变异。

以上三种变异的关系为:$SST = SSR + SSE$,其相应自由度的关系为:$\nu_T = \nu_R + \nu_E$。

个体变异是必然存在的,而试验因素的作用正是试验所要研究的问题,组间均方与组内均方的比值为 F 值,F 值是方差分析中的统计量。因此,如果试验因素有作用,MSR 将明显大于 MSE,因而 F 值将明显大于 1,否则,MSR 与 MSE 相近或相等,F 值接近于或等于 1。在方差分析中,以 F 值的大小检验各处理组间的差别,与 F 临界值比较,即可按所取检验水准作出推断结论。其中,F 服从自由度为 ν_R, ν_E 的 F 分布,其分布曲线随自由度的变化而变化,如图 4-2 所示。

(二)方差分析的用途

方差分析可以用于:①两个或多个样本均数的比较;②分离各有关因素并分别估计其对变异的影响;③分析两因素或多因素的交互作用等。

(三)方差分析的应用条件

方差分析需要同时满足以下应用条件:①各个因素每一水平所得的样本是随机样本;②各随机样本相互独立;③各个因素每一水平的重复试验数据都服从正态分布,且各水平总体方差相等。

二、成组设计(完全随机设计)的多个样本均数的比较

根据某一试验因素的不同水平,将受试对象按完全随机设计分为若干处理组(各组例数可以相等或不等),分别求出各组观察值的均数,比较这些样本的目的是推断各种处理的效

果有无差别。

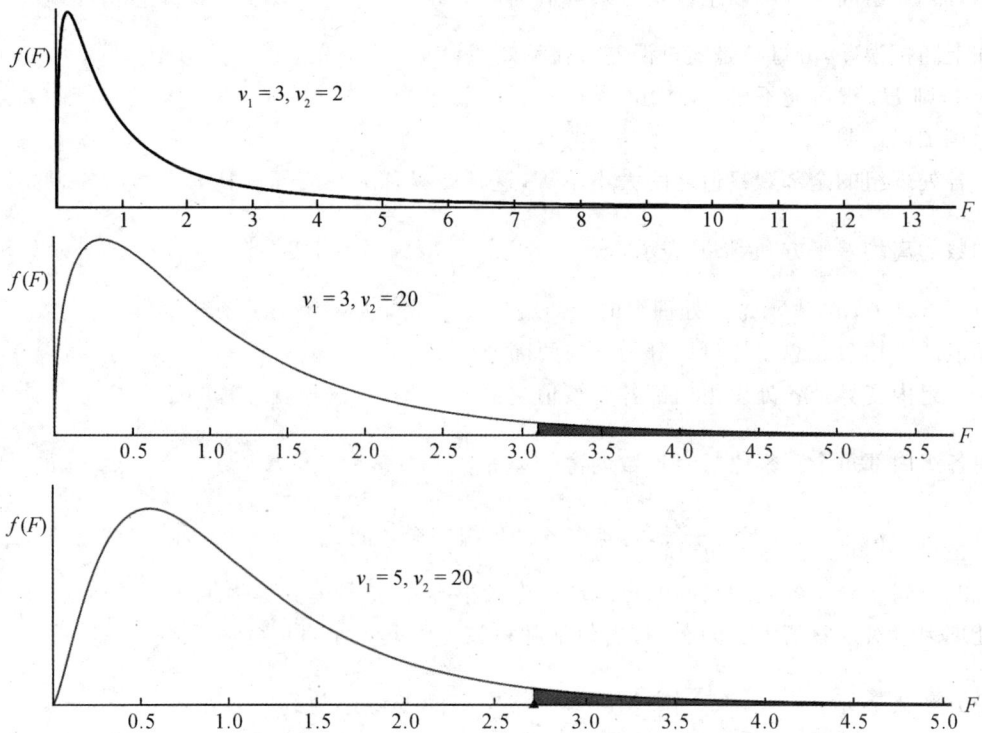

图 4-2　自上而下自由度分别为(3,2)、(3,20)和(5,20)的 F 分布曲线

【例 4-6】某职业病防治所对 30 名矿工(其中未发现硅沉着病者即"0 期"11 人,可疑硅沉着病"0-1 期"9 人,"1 期"硅沉着病患者 10 人),分别测定血清铜蓝蛋白含量(活性单位/100ml)资料如表 4-1 所示。试问:各期血清铜蓝蛋白含量的测定结果有无差别?

表 4-1　矿工血清铜蓝蛋白含量

阴性/(活性单位/100ml)	可疑硅沉着病/(活性单位/100ml)	硅沉着病患者/(活性单位/100ml)
5.8	7.7	6.5
5.8	8.5	13.9
7.2	11.9	12.6
5.5	4.3	9.0
5.4	9.0	10.8
5.6	6.7	9.6
8.5	9.0	8.5
5.4	10.3	9.5
6.3	7.7	7.0
9.0	—	11.3
8.0	—	—

这里试验因素为硅沉着病,3 个水平分别为 0 期、0-1 期和 1 期,这 30 名各期硅沉着病矿工的血清铜蓝蛋白含量只是所有各期硅沉着病矿工的一部分,故为样本,所算得的三个均数只是样本均数。设各期硅沉着病矿工血清铜蓝蛋白总体均数均为未知的,方差分析的目的就是通过对样本均数间差异的分析来判断 3 组总体均数是否相等,从而判断各期硅沉着

病矿工之间血清铜蓝蛋白含量有无差别。检验步骤如下：

(1)建立检验假设，给出检验水准 α。

$H_0:\mu_1=\mu_2=\mu_3$，$H_1:\mu_1$、μ_2、μ_3 不等或不完全相等，$\alpha=0.05$。

(2)计算统计量 F 值，结果见表 4-2 方差分析表。

表 4-2　硅沉着病患者血清铜蓝蛋白含量方差分析结果

变异来源	SS	ν	MS	F	P
组间	57.0	2	28.50	7.70	<0.05
组内	100.0	27	3.70		
总变异	157.0	29			

* $F_{0.05(2,27)}=3.3541$

(3)查 F 临界值表，得到 P 值。

查附表 5 得 $F_{0.05(2,27)}=3.3541$。因为 $F=7.70>F_{0.05(2,27)}=3.3541$，所以 $P<0.05$。

(4)推断下结论。

在 $\alpha=0.05$ 水准下，可以认为 3 组血清铜蓝蛋白含量不同或不全相同。

P 值就是当 $H_0:\mu_1=\mu_2=\mu_3$ 时，在随机抽样中获得达到或超过现有 F 值的概率。

三、随机区组设计的多个样本均数比较

随机区组设计方差分析也称双因素方差分析。该设计将第一个因素的 k 个水平列于数据表的上方，将第二个因素的 g 个水平列于数据表的左侧，两个因素共有 gk 个组合，每个组合都只有一个数据，第一因素为处理因素，研究者往往只对这一因素的作用感兴趣。而第二因素作为区组因素，往往是会影响研究结果的指标，是为排除干扰，提高效率而设计的。随机区组设计方差分析是将总变异分为三部分：处理组间变异(SSR)、配伍组间变异(SSB)及误差(SSE)，即 $SST=SSR+SSB+SSE$，$\nu_T=\nu_R+\nu_B+\nu_E$。

【例 4-7】为研究雌激素对子宫发育的作用，有 4 个种系的未成年雌性大鼠，每种系各 3 只，每只按一种剂量注射雌激素，经一定时期取出子宫，称重，结果见表 4-3 所示。试比较雄激素的作用在三种剂量间的差异，同时比较 4 个种系大鼠之间的差别。

表 4-3　雌激素对大鼠子宫发育的作用

大鼠种系	雌激素剂量/$(\mu g/100g)$		
	0.2	0.4	0.8
甲	106	116	145
乙	42	68	115
丙	70	111	133
丁	42	63	87

检验步骤如下：

(1)建立检验假设，给出检验水准 α。

对于处理因素，$H_0:\mu_1=\mu_2=\mu_3$，$H_1:\mu_1$、μ_2、μ_3 不等或不全相等，$\alpha=0.05$。

对于区组因素，$H_0:\mu_{甲}=\mu_{乙}=\mu_{丙}=\mu_{丁}$，$H_1:\mu_{甲}$、$\mu_{乙}$、$\mu_{丙}$、$\mu_{丁}$ 不等或不全相等，$\alpha=0.05$。

(2)计算统计量 F 值，结果见表 4-4。

表 4-4　雌激素对大鼠子宫发育的作用方差分析结果

变异来源	SS	ν	MS	F	P
剂量间变异	6074.00	2	3037.00	33.54	<0.05
种系间变异	6437.67	3	2152.56	23.77	<0.05
误差	543.33	6	90.56		
总变异	13075.00	11			

(3)求 P 值并下结论。

从表 4-4 可见,对于区间,$F=23.77$,$P<0.05$,按 $\alpha=0.05$ 水准,判断各均数间差异无统计学意义,可认为各区组总体均数相等,即不同种系大鼠之间的变异无统计学意义。对于不同处理,$F=33.54$,$P<\alpha$,按 $\alpha=0.05$ 水准,判断各均数间差异有统计学意义,可认为各个处理组的总体均数不相等或不全相等,即不同剂量的雌激素对大鼠子宫发育的影响有统计学意义。

四、多个方差的齐性检验

由已知的多个来自正态分布总体的样本方差可推断它们所代表的总体方差是否相等,即进行多个方差的齐性检验。多个方差齐性检验的用途:①说明多组变量值的变异度有无差别;②多个样本均数作方差分析时,应进行方差齐性检验。如方差齐,用 F 检验;如方差不齐,则应采用秩和检验等其他方法。多个方差齐性检验最常用的是 Bartlett 检验和 Levene 检验,其中,Bartlett 检验需要资料服从正态分布,详见有关教材。

五、常用的变量变换

变量变换是将原始数据作某种函数转换,其目的是:①使各组数据达到方差齐性。②使资料转换为近似正态分布,以满足方差分析和假设检验的应用条件。在通常情况下,一种适当的函数转换可以使上述两个目的同时达到。③直线化,常用于曲线拟合。常用的变量变换方法为:

1. 对数变换。将原始数据 x 的对数值作为新的分析数据:$y=\lg x$。当原数据中有小值及零时,可取 $y=\lg(x+1)$。还可根据需要选用 $y=\lg(x+k)$ 或 $y=\lg(k-x)$。对数变换的用途:①使服从对数正态分布的资料正态化;②使资料达到方差齐性的要求,尤其是 CV 值比较接近时;③使曲线直线化,如指数曲线,常用于曲线拟合。

2. 平方根变换。将原始数据 x 的平方根作为新的分析数据:$y=\sqrt{x}$。当原数据有小值时,也可用 $y=\sqrt{x+1}$。平方根变换的用途:①服从 Poisson 分布的分类资料或轻度偏态资料;②当各样本的方差与均数间呈正相关时,可使资料达到方差齐的要求。

3. 倒数变换。将原始数据 x 的倒数作为新的分析数据:$y=\dfrac{1}{x}$。倒数变换常用于两端波动较大的资料,可使极端值的影响减小。

4. 平方根反正弦变换。将原始数据 x 的平方根反正弦值作为新的分析数据:$y=\arcsin\sqrt{x}$。平方根反正弦变换的用途:常用于以率或百分比为观察值的资料,一般认为样本率服从二项分布,当总体率较小(如 $<20\%$)或较大(如 $>80\%$)时,偏离正态较为明显,通过样本率的平方根反正弦变换,可使资料接近正态分布,达到方差齐的要求。

六、多个样本均数间的两两比较的 q 检验

经方差分析后,若按 $\alpha=0.05$ 检验水准不拒绝 H_0,通常就不再作进一步分析;若按 $\alpha=0.05$ 甚至 $\alpha=0.01$ 检验水准拒绝 H_0,且需了解哪几个总体均数间存在差别,可进一步作多个样本均数间的两两比较。两两比较的方法较多,常用的有 SNK-q 检验、Bonferroni 检验、LSD-t 检验和 Dunnett-t 检验,在此仅介绍较常用的 q 检验,其统计量的计算公式为:

$$q=\frac{|\bar{x}_A-\bar{x}_B|}{s_{\bar{x}_A-\bar{x}_B}}=\frac{|\bar{x}_A-\bar{x}_B|}{\sqrt{\dfrac{MSE}{2}\left(\dfrac{1}{n_A}+\dfrac{1}{n_B}\right)}} \tag{4-8}$$

式中,$\bar{x}_A-\bar{x}_B$ 为两两对比中,任两个对比组 A、B 的样本均数之差;$s_{\bar{x}_A-\bar{x}_B}$ 为两样本均数差的标准误;n_A 和 n_B 分别为 A、B 两对比组的样本含量;MSE 为单因素方差分析中的组内均方或双因素方差分析中的误差均方。

【例 4-8】对例 4-6 资料作两两比较。

H_0:任两期硅沉着病矿工之间血清铜蓝蛋白含量无差别,即 $\mu_A=\mu_B$。

H_1:A 和 B 两期硅沉着病矿工之间血清铜蓝蛋白含量有差别,即 $\mu_A\neq\mu_B$。

$$\alpha=0.05$$

(1)将 3 个样本均数由大到小排列编秩,注明处理组(表 4-5)。

表 4-5　编秩

处理组	硅沉着病患者(1)	可疑硅沉着病患者(2)	阴性者(3)
$\bar{x}$	9.87	8.34	6.59
秩次	1	2	3

(2)计算 $s_{\bar{x}_A-\bar{x}_B}$。本例已知 $MSE=3.70$,$n_1=11$,$n_2=9$,$n_3=10$,代入以下计算公式,得到结果,见表 4-6。

$$s_{\bar{x}_A-\bar{x}_B}=\sqrt{\frac{MSE}{2}\left(\frac{1}{n_A}+\frac{1}{n_B}\right)}$$

(3)列两两比较的 q 检验计算表(表 4-6)。

表 4-6　两两比较的 q 检验计算表

$A\ vs\ B$	$\bar{x}_A-\bar{x}_B$	$s_{\bar{x}_A-\bar{x}_B}$	q	a	$q_{0.05(\nu,a)}$	$q_{0.01(\nu,a)}$	P
(1)	(2)	(3)	(4)=(2)/(3)	(4)	(5)	(6)	(7)
(1)vs(2)	1.53	4.2796	2.50	2	2.89	3.89	>0.05
(1)vs(3)	3.28	4.4024	5.52	3	3.49	4.45	<0.05
(2)vs(3)	1.25	4.1864	2.00	2	2.89	3.89	>0.05

表 4-6 中第(1)列为各对比组。第(2)列为两对比组均数之差。第(3)列是按式(4-8)计算得到的统计量 q 值。第(4)列为 4 个样本均数按从大到小排列时,A、B 两对比组范围内所包含的组数 a。第(5)、(6)列是根据误差自由度 ν 与组数 a 查附表 6 q 临界值表所得的 q 临界值,本例 $\nu=27$,因 q 临界值表中自由度一栏无 27,可用近似值 30 或用内插法得出 q 临界

值,本例用近似值 30 查表,当 $a=3$ 时,$q_{0.05(30,3)}=3.49$,$q_{0.01(30,3)}=4.45$,余类推。第(7)列是 q 检验得到的 P 值。

(4)结论。由表 4-6 可见,在 $\alpha=0.05$ 检验水准下,可以认为硅沉着病患者与阴性者之间血清铜蓝蛋白含量差异有统计学意义($P<0.05$),没有足够理由认为硅沉着病患者与可疑硅沉着病患者,或可疑硅沉着病患者与阴性者之间血清铜蓝蛋白含量差异有统计学意义($P>0.05$)。

✏ 小结 ◆

1.计量资料的统计推断常包括总体均数的 95%CI 估计和假设检验。如果资料满足正态分布,那么其假设检验常用方法有 u 检验、t 检验和方差分析。

2.方差分析思路:对是否满足正态性和方差齐性进行假设检验,如满足则进行方差分析;若得到 $P\leqslant\alpha$ 的结果,则需要做多重比较。

▤ 练习题 ◆

一、判断题,如果错误,请说明理由

1.北京、上海、广州的 $R_{0(t)}$ 在新型冠状病毒肺炎疫情开始时 1 周内处于最高值,分别为 8.37(95%CI:6.62~10.41)、7.11(95%CI:5.46~9.06)、9.29(95%CI:7.1~11.88),3 个城市之间的 $R_{0(t)}$ 差异没有统计学意义。　　　　　　　　　　　　　　　　　(　　)

2.假设检验方法由研究目的、设计类型、资料类型和样本含量大小等因素决定。(　　)

3.假设检验中的把握度是指通过假设检验能鉴别出组间实际上差异的能力大小。(　　)

4.均数的标准误是样本均数的标准差。　　　　　　　　　　　　　　　　　(　　)

5.单因素方差分析与两个独立样本 t 检验是等价的。　　　　　　　　　　　(　　)

二、讨论题

1.简述假设检验的基本步骤。

2.统计推断包括哪些内容?

3.简述单因素方差分析的基本思想与应用条件。

第五章 计数资料的统计描述

第一节 相对数

相对数用于分类资料的统计描述,按性质和用途可以分为率(rate)、构成比(constituent ratio)和相对比(relative ratio)等。二分类资料的描述性指标一般是率,如阳性率、生存率、有效率和好转率等,也有部分是比,包括构成比或相对比,如研究对象的性别构成、出生性比例、死亡性比例、相对危险度和优势比等。多分类资料的描述性指标一般是构成比。

5.1

一、常用相对数

(一)率

率表示在一定范围和时间内某现象发生的强度或频度,是该现象的发生个体数与该现象可能发生的总个体数之比。其计算公式为:

$$率=\frac{该现象的发生个体数}{该现象可能发生的个体数总和}\times K \qquad (5-1)$$

其中,K 是比例基数,根据实际情况可以取 $100\%,1000‰,万/万,10万/10万$ 等。

根据 Our World in Data 网站的数据统计,截至 2021 年 8 月 6 日欧洲新型冠状病毒疫苗接种率最高的国家为马耳他,91% 的人口已接种一剂疫苗,其次为冰岛 81%,丹麦 74%,西班牙和葡萄牙均为 71%,比利时为 70%,英国和爱尔兰均为 69%,以上疫苗接种率是一个率的指标。

(二)构成比

构成比表示某事物内部各组成部分所占的比重或分布。其计算公式是:

$$某一组成部分的构成比=\frac{该组成部分的个体数}{各组成部分的个体数总和}\times100\% \qquad (5-2)$$

各组成部分的构成比总和为 100%,其中某一部分的构成比变大或变小,其他部分的构成比之和也随着变小或变大。一般可以选用圆图、饼图或百分条图等构成图来表达。

某人群乙肝疫苗既往接种情况(已接种、未接种和不确定)分别占比,或某地新型冠状病毒肺炎患者的性别构成都是属于构成比指标。

(三)相对比

相对比是两个有联系的指标之比,说明两指标的相对大小。其计算公式为:

$$相对比=\frac{A}{B} \qquad (5-3)$$

当 A 指标大于 B 指标时,用倍数表示;当 A 指标小于 B 指标时,用百分比表示。比较的两个指标可以是相对数、绝对数、统计量或参数等。

某地新型冠状病毒肺炎患者的性别比、队列研究中的相对危险度(relative risk, RR)、回顾性研究中的优势比(odd ratio, OR)都属于相对比指标。

二、动态数列

动态数列(dynamic series)是一系列按时间顺序排列起来的统计指标(包括绝对数、相对数或平均数等),用以说明事物在时间上的变化和发展趋势。

(一)动态数列分类

根据时间可分为时点动态数列和时期动态数列。时点动态数列的指标为间断的若干时点上的数据,如历年的年中人口数或年末人口数等。时点动态数列中的各期指标不具可加性。时期动态数列的指标为一定时期内陆续发生而累计的数据,各指标之间具有连续性,如历年的死亡数等。时期动态数列中,前一个指标的期末都紧接后一个相邻指标的期初,所以整个数列各时期是连续的,各期的指标可以合成为整个时期的指标,即有可加性。

(二)动态数列常用的指标

1. 增长量:说明事物在一定时期所增加的数量。按基期的不同可分为:①累计增长量,即各报告期的指标减去某一固定基期的指标所得的增长量;②逐期增长量,即各报告期指标以相邻的前一报告期指标为基期,相减所得的增长量。

2. 发展速度和增长速度:说明事物在一定时期的变化速度。发展速度按基数的不同可分为:①定基比,以某个固定时期的指标作基数,以各报告期的指标与之相比;②环比,以前一个报告期的指标作基数,以相邻的后一报告期的指标与之相比。增长速度=发展速度-1。定基比可反映变化的趋势,环比则表示各期间的波动。

3. 平均发展速度和平均增长速度:用于概括说明某一时期的变化速度。平均发展速度的计算公式为:

$$平均发展速度 = \sqrt[n]{\frac{a_n}{a_0}} \tag{5-4}$$

式中,a_n 为第 n 报告期指标,a_0 为基期指标。

平均增长速度的计算公式为:

$$平均增长速度 = 平均发展速度 - 1 \tag{5-5}$$

平均发展速度不仅可以用于统计描述,还可以用于短期的预测。

【例 5-1】根据表 5-1 某市 2004—2017 年肝癌的发病数据,试进行动态数列分析。

表 5-1 某市 2004—2017 年肝癌的发病情况及相关指标

年份	肝癌发病率 /(1/10 万)	增长量		发展速度		增长速度	
		累计增长量 /(1/10 万)	逐期增长量 /(1/10 万)	定基比	环比	定基比	环比
2004	29.17	0	—	1.00	—	0	—
2005	26.05	−3.12	−3.12	0.89	0.89	−0.11	−0.11
2006	30.32	1.15	4.27	1.04	1.16	0.04	0.16

（续表）

年份	肝癌发病率/（1/10 万）	增长量		发展速度		增长速度	
		累计增长量/（1/10 万）	逐期增长量/（1/10 万）	定基比	环比	定基比	环比
2007	28.19	−0.98	−2.13	0.97	0.93	−0.03	−0.07
2008	27.77	−1.40	−0.42	0.95	0.99	−0.05	−0.01
2009	29.45	0.28	1.68	1.01	1.06	0.01	0.06
2010	24.72	−4.45	−4.73	0.85	0.84	−0.15	−0.16
2011	26.24	−2.93	1.52	0.90	1.06	−0.10	0.06
2012	27.39	−1.78	1.15	0.94	1.04	−0.06	0.04
2013	28.61	−0.56	1.22	0.98	1.04	−0.02	0.04
2014	28.78	−0.39	0.17	0.99	1.01	−0.01	0.01
2015	30.85	1.68	2.07	1.06	1.07	0.06	0.07
2016	30.06	0.89	−0.79	1.03	0.97	0.03	−0.03
2017	29.15	−0.02	−0.91	1.00	0.97	0	−0.03

表 5-1 中该市 2004—2017 年肝癌发病率的平均发展速度和平均增长速度分别为：

$$平均发展速度 = \sqrt[n]{\frac{a_n}{a_0}} = \sqrt[13]{\frac{29.15}{29.17}} \approx 1，平均增长速度 = 0$$

三、在应用相对数时应注意的事项

1. 防止概念混淆。虽然相对数的定义比较明确，但是在实践中不少指标的命名和使用仍然十分混乱。研究者必须认真琢磨其定义，辨别其性质，切忌顾名思义，尤其注意避免使用构成比代替率来说明强度。

2. 计算相对数时样本含量应该足够大，否则，计算得到的相对数稳定性比较差，结果不可靠；若样本含量比较小，建议直接使用绝对数进行表达。

3. 正确计算平均率。当分组资料需要估计平均频率或平均强度时，应该将计算各组频率的分子合计值作为平均率的分子，各组的分母合计值作为平均率的分母。一般情况下，在统计表中合计一行计算得到的率就是平均率。

4. 相对数的比较要具备可比性。主要应该考虑研究对象是否同质，研究方法是否相同，观察时间是否同一时期，被比较的总体是否有可比性，与研究指标有关的其他因素是否均衡，一般要求时间和空间都要一致。

5. 考虑抽样研究中的抽样误差。对于随机抽样的样本资料，从样本推断总体时，相对数应该考虑抽样误差，因此需要进行参数估计和假设检验。描述率的指标时，一般同时给出总体率的 95%CI，这一方面便于与其他研究结果进行比较，另一方面，让读者了解其抽样误差的大小。

6. 正确选用相对数的分析方法。动态数列与时间因素有关，具有特殊性，其分析方法与其他相对数不同，很多情况下是选用时间序列分析（time series analysis）方法来分析的，因此在实际应用中应该根据资料本身的特点来正确选用统计分析方法。

第二节　率的标准化法

一、率的标准化法的意义和基本思想

　　率的标准化法(standardization)就是在一个指定的标准构成条件下进行平均率对比的方法,在比较两个频率指标时,如果两组资料的内部构成不同,且小组率与平均率的大小关系出现矛盾,从而影响比较的结论时,就应采用率的标准化法来消除这种影响,再作比较。标准化法的基本思想就是采用统一的标准构成,以消除内部构成不同对平均率的影响,使算得的标准化率具可比性。

5.2

二、标准化率的计算

　　常用的计算方法有直接法和间接法,计算时可根据已知条件选用适当的方法。现简介各计算方法。

(一)直接法

　　有两种情况。

　　(1)当已知标准组各组成部分的事件发生例数时,标准化率 p' 的计算公式为:

$$p' = \frac{\sum\limits_{i=1}^{k} n_i p_i}{\sum\limits_{i=1}^{k} n_i} \tag{5-6}$$

　　(2)当已知标准组各组成部分的构成比时,标准化率 p' 的计算公式为:

$$p' = \sum_{i=1}^{k} \left(\frac{n_i}{n}\right) p_i \tag{5-7}$$

式中,$n_i(i=1,2,\cdots,k)$ 表示标准化组的观察例数,$p_i(i=1,2,\cdots,k)$ 是被标准化组的率,$n = \sum\limits_{i=1}^{k} n_i$,是被标准化组的总例数。

　　【例 5-2】甲、乙两地抽样调查学生视力情况,见表 5-2,试比较两地学生的近视率。

表 5-2　甲、乙两地学生近视情况

学生	甲			乙		
	调查人数	近视人数	近视率/%	调查人数	近视人数	近视率/%
小学生	100	10	10.00	300	36	12.00
初中生	200	40	20.00	200	50	25.00
高中生	300	150	50.00	100	60	60.00
合计	600	200	33.33	600	146	24.33

　　本例已知各组的近视发生人数,所以可以使用直接法进行标准化。若将甲地调查学生近视人数为标准,将表 5-2 中数据代入公式(5-6),可以得到:

$$p'_Z = \frac{100 \times 12\% + 200 \times 25\% + 300 \times 60\%}{100 + 200 + 300} \approx 40.33\%$$

所以,乙地学生的近视率高于甲地。

注:本例以甲地调查近视人数为标准来计算标准化率。同理,也可以采用乙地调查近视人数为标准,或以两地合并调查近视人数为标准来计算标准化率。选择的标准组不同,得到的标准化率不一致,但甲、乙两地比较的相对大小结果是一样的。但是,如果原始资料中出现交叉现象,那么不能直接进行标准化,需要采用分层分析的方法。

(二)间接法

间接法适用于已知标准组的率和各组的实际发生数时。标准化率的计算公式为:

$$p' = p \times \frac{r}{\sum_{i=1}^{k} n_i p_i} = p \times SEOR \tag{5-8}$$

式中,$n_i(i=1,2,\cdots,k)$ 表示标准化组的观察例数,$p_i(i=1,2,\cdots,k)$ 为标准化组的率,$n = \sum_{i=1}^{k} n_i$,是被标准化组的总例数;$SEOR$ 是标准化事件发生比(standardized event occurrence ratio,SEOR)。若比较的率为死亡率,则其中 $\dfrac{r}{\sum_{i=1}^{k} n_i p_i}$ 称为标准化死亡比(standardized mortality ratio,SMR)。若 $SMR > 1$,表示被标准化人群的死亡率高于标准组;若 $SMR = 1$,表示被标准化人群的死亡率等于标准组;若 $SMR < 1$,表示被标准化人群的死亡率低于标准组。但在抽样研究中同样要考虑抽样误差,需要对样本 SMR 作其总体 SMR 是否为 1 的假设检验。

【例5-3】根据大型流行病学调查得到学生近视率(表5-3 的第 2 列)。已知甲、乙两地视力抽样调查学生人数分布及近视人数(表5-3),试比较两地学生的近视率。

表5-3　甲、乙两地学生近视情况及标准组近视率

学生	标准组近视率/%	甲			乙		
		调查人数	近视人数	近视率/%	调查人数	近视人数	近视率/%
小学生	22	100	⋯	⋯	300	⋯	⋯
初中生	48	200	⋯	⋯	200	⋯	⋯
高中生	70	300	⋯	⋯	100	⋯	⋯
合计	53	600	200	33.33	600	146	24.33

本例已知标准组的近视率、比较组的调查人数及总近视人数,可以使用间接法进行标准化。如表5-4 所示,按公式(5-8)分别计算甲、乙两地的 $SEOR$ 及标准化率,可以得到:

甲地学生标准化近视比:$SEOR_甲 = \dfrac{200}{328} \approx 0.61$

甲地学生标准化近视率:$p'_甲 = 53\% \times 0.61 \approx 32.32\%$

乙地学生标准化近视比:$SEOR_乙 = \dfrac{146}{232} \approx 0.63$

乙地学生标准化近视率:$p'_乙 = 53\% \times 0.63 \approx 33.39\%$

因为 $p'_甲 < p'_乙$,所以乙地学生的近视率高于甲地。

表 5-4　甲、乙两地学生近视标准化率间接法计算表

学生	标准组近视率/%	甲			乙		
		调查人数	近视人数	预期近视率/%	调查人数	近视人数	预期近视率/%
小学生	22	100	…	22	300	…	66
初中生	48	200	…	96	200	…	96
高中生	70	300	…	210	100	…	70
合计	53	600	200	328	600	146	232

注:由于存在个体变异,在抽样研究中存在抽样误差,推断总体时需要进行统计推断,具体推断方法请参见相关教材。

三、标准的选择

在计算标准化率时首先要选定一个"标准",如标准人口数、标准人口构成比或标准组率。标准的选定方法有:①选用一个有代表性、样本含量较大的、较稳定的人群资料作为标准;②把被比较的两组或多组资料的构成部分相加,组成一个新的构成作为标准;③在相比较的两组或多组资料中任选一组的构成作为标准。

四、率的标准化注意事项

1.在一般情况下,直接法与间接法计算结果接近。直接法简便、易懂,更为常用;如原始资料中有些构成部分的例数较少,以致该小组的率波动较大时,宜用间接法。标准化率的抽样误差以间接法较小。

2.同一资料用不同的方法标准化,所得标准化率不同,但组间标准化率相对大小方向是一致的;同一资料,按不同的标准组用同一种方法计算所得的标准化率也有所不同,但对比时的分析结论大多也是一致的。

3.计算标准化率的目的是增加可比较性。标准化率只说明假设的两组或多组率有相同构成的情况下相对水平的高低,但不能取代原始率,因为原始率是一个客观存在,反映某事件在特定条件下实际发生的频率。

4.标准化率也同样存在抽样误差,因此也要经过标准化率之间的差别的假设检验才能判断其差别有无统计学意义。

第三节　二项分布与 Poisson 分布

在计量资料统计分析部分,我们学习了正态分布、t 分布及 F 分布。在计数资料统计分布中,如结果是二分类的,常见的分布有二项分布、Poisson 分布和负二项分布等离散型分布。

一、二项分布

(一)二项分布的概念

在医学研究中有的研究结局只有两个可能结果,如接受药物治疗后可能的治疗结果为

有效或无效,接受手术的患者术后是生存或死亡。每进行一次治疗,就相当于一次随机试验,其结果为相互对立的两种可能之一,表示为 A 或 $\overline{A}$。瑞士数学家 James Bernoulli(1646—1705)首次对只有两个可能结果 A 和 $\overline{A}$ 的随机试验进行了研究,因此,后人称之为 Bernoulli 试验。n 重 Bernoulli 试验是指满足下列条件的 n 次独立、重复的 Bernoulli 试验:

5.3

1.每次试验只有两个互斥的结果 A 和 $\overline{A}$,所以 $P(A)+P(\overline{A})=1$,即互斥性。

2.各次试验出现结果之间是无关的,即独立性。

3.若每次试验的条件不变,则结果发生的概率也不变,即重复性。

简单地说,二项分布是指在只会产生两种可能互斥结果 A 或 $\overline{A}$ 之一的 n 次独立重复试验中,当每次试验 A 概率保持不变时,出现 A 的次数 $x=0,1,2,\cdots,n$ 的一种概率分布。

(二)二项分布的概率分布

如果随机变量 x 表示在 n 重 Bernoulli 试验中结果 A 出现的次数,则 x 为离散型随机变量,其取值为 $0,1,\cdots,n$。随机变量 x 的概率函数为:

$$P(x=k)=C_n^k \pi^k (1-\pi)^{n-k}, k=0,1,\cdots,n \tag{5-9}$$

式中,π 为每次 Bernoulli 试验中结果 A 出现的概率,记为 $P(A)=\pi$。

公式(5-9)表示概率为下列二项式展开后的各项:

$$[\pi+(1-\pi)]^n = \sum_{k=0}^n C_n^k \pi^k (1-\pi)^{n-k}, k=0,1,\cdots,n \tag{5-10}$$

式中,$C_n^k = \dfrac{n!}{k!(n-k)!}$,为二项式系数,$0!=1$。

二项分布由此而得名。称随机变量 x 服从以 n 和 π 为参数的二项分布,记为 $x \sim B(n,\pi)$。

(三)二项分布的累计概率

从阳性率为 π 的总体中随机抽取样本含量为 n 的样本,则最多有 k 例阳性的概率为:

$$P(x \leqslant k) = \sum_{x=0}^k P(x) \tag{5-11}$$

最少有 k 例阳性的概率为:

$$P(x \geqslant k) = \sum_{x=k}^n P(x) \tag{5-12}$$

二项分布区间概率为:

$$P(k_1 \leqslant x \leqslant k_2) = \sum_{x=k_1}^{k_2} P(x), 0 \leqslant k_1 \leqslant k_2 \leqslant n \tag{5-13}$$

(四)二项分布的性质

1.二项分布的图形特征。当 $\pi=0.5$ 时,分布对称;当 $\pi \neq 0.5$ 时,分布呈偏态;当 $\pi<0.5$ 时,分布呈正偏态;当 $\pi>0.5$ 时,分布呈负偏态;特别是当 n 值不是很大时,π 偏离 0.5 愈远,分布愈偏。随着 n 的增大,二项分布逐渐逼近正态分布。一般地说,如果 $n\pi$ 和 $n(1-\pi)$ 大于 5,常可用正态近似原理处理二项分布问题。

不同参数对应的二项分布图如图 5-1 所示,纵坐标为 $P(x)$,横坐标为 x,自上而下(n,

$\pi)$分别是$(20,0.5)$、$(5,0.3)$、$(10,0.3)$和$(20,0.3)$。

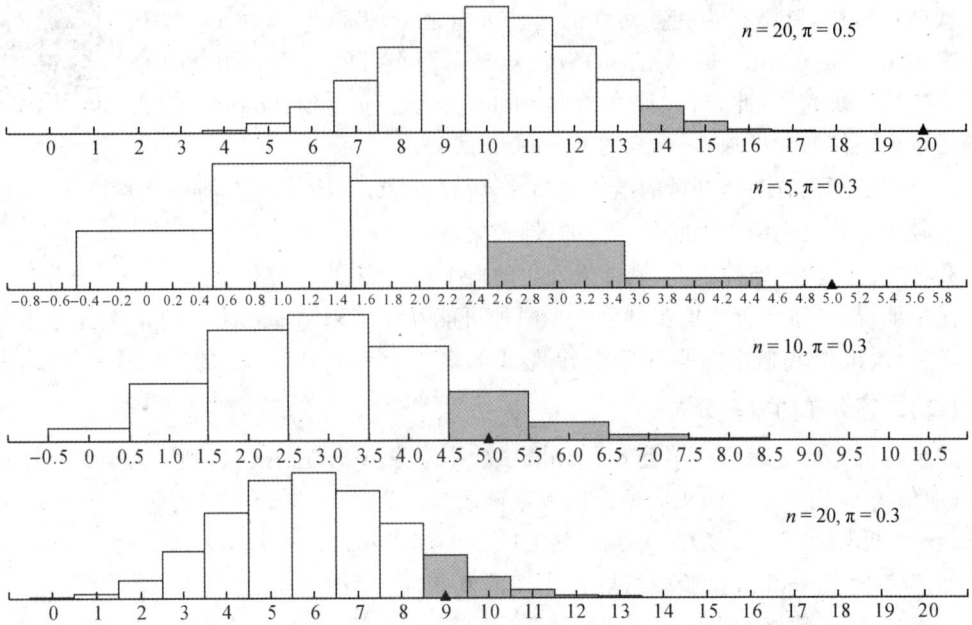

图 5-1　不同参数对应的二项分布图

2. 二项分布的均数和标准差。如果 $x\sim B(n,\pi)$，那么，事件发生数 x 的均数 $\mu_x=n\pi$，x 的方差 $\sigma_x^2=n\pi(1-\pi)$，x 的标准差 $\sigma=\sqrt{n\pi(1-\pi)}$。若用相对数来表示，则可以简单推导出：事件发生率的平均率 $\mu_p=\pi$，事件发生率的方差 $\sigma_p^2=\pi(1-\pi)$，事件发生率的标准差计算公式为：

$$\sigma_p=\sqrt{\frac{\pi(1-\pi)}{n}} \tag{5-14}$$

当总体率 π 未知时，可以用样本 p 来估计，则本率的标准差计算公式为：

$$s_p=\sqrt{\frac{p(1-p)}{n}} \tag{5-15}$$

(五)二项分布的应用

1. 总体率的区间估计

(1)正态近似法：当 $n\pi$ 与 $n(1-\pi)$ 或 np 与 $n(1-p)$ 均大于 5 时，资料呈正态分布，按正态分布原理来估计总体率的 $1-\alpha$ 的可信区间，其计算公式为：

$$p\pm z_\alpha s_p \tag{5-16}$$

(2)精确法：设样本含量为 n，发生数为 x，则阳性总体率的 $100\times(1-\alpha)\%$ 可信区间为 (π_L,π_U)：

$$\pi_L=\frac{x}{x+(n-x+1)F_{\alpha/2[2(n-x+1),2x]}} \tag{5-17}$$

$$\pi_U=\frac{x+1}{x+1+(n-x)/F_{\alpha/2[2(x+1),2(n-x)]}} \tag{5-18}$$

当 $x=0$ 时，$\pi_L=0$，$\pi_U=\dfrac{1}{x+1+n/F_{\alpha/2[2,2n]}}$； \hfill (5-19)

当 $x=n$ 时，$\pi_L=\dfrac{n}{n+F_{\alpha/2[2,2n]}}$，$\pi_U=1$。 　　　　　　　　　(5-20)

（3）查表法：当 $n\pi$ 与 $n(1-\pi)$ 或 np 与 $n(1-p)$ 小于 5 时，资料呈偏态分布，可查附表 7 求总体率的可信区间。

2.样本率与总体率的比较

（1）直接计算概率法：采用二项分布通式或累计概率函数直接计算概率。

（2）正态近似法：当 $n\pi$ 与 $n(1-\pi)$ 或 np 与 $n(1-p)$ 均大于 5 时，可用 z 检验，其计算公式为：

$$z=\frac{p-\pi_0}{\sqrt{\dfrac{\pi_0(1-\pi_0)}{n}}}$$ 　　　　　　　　　(5-21)

式中，p 为样本率，π_0 为已知总体率，n 为样本含量。

3.两样本率的比较

若两样本含量都足够大，可用 z 检验，其计算公式为：

$$z=\frac{p_1-p_2}{\sqrt{p_c(1-p_c)\left(\dfrac{1}{n_1}+\dfrac{1}{n_2}\right)}}$$ 　　　　　　　　　(5-22)

式中，p_1 和 p_2 分别表示两个样本率；p_c 为合并率，即 $p_c=\dfrac{x_1+x_2}{n_1+n_2}$；$n_1$ 和 n_2 分别表示两个样本的样本含量，x_1 和 x_2 分别表示两个样本的事件数。

二、Poisson 分布

（一）Poisson 分布的概念及应用条件

Poisson 分布是由法国数学家 S.D. Poisson(1781—1840)首先提出来的，常用于描述单位时间、单位面积或单位容积中颗粒数或某些罕见事件发生数的一种离散型概率分布。Poisson 分布常用于研究单位时间或单位空间内某事件发生次数的分布。如研究单位体积的水中细菌数的分布；粉尘等在单位面积或容积内计数的分布；放射性物质在单位时间放射出质点数的分布；在某一人群中出生缺陷、染色体异常、癌症等发病率很低的非传染性疾病的发病数的分布。简单地说，Poisson 分布是假设已知某一事件的平均发生次数，并且假设事件与事件之间发生是相互独立的，那么就可以计算出单位时空或单位人群中该随机事件的发生概率分布。

Poisson 分布的适用条件是：①主要适用于研究单位时间、单位空间或单位人群中某事件发生数的分布规律。②研究事件的发生具有独立性，即无传染性、聚集性的疾病。其中，单位人群要求人数较多，比如以 1000 人、1 万人、10 万人或更多人作为单位人群；发病率越低，要求单位人群的人数越多。

（二）Poisson 分布的概率密度函数

若随机变量 x 的取值为 $0,1,2,3,\cdots$，且其概率密度函数为：

$$P(x)=\frac{e^{-\lambda}\lambda^x}{x!},x=0,1,2,\cdots$$ 　　　　　　　　　(5-23)

式中：$\lambda=n\pi$，为观察单位内某稀有事件的发生次数，e 是自然对数的底，约为 2.71828，则称 x 服从参数为 λ 的 Poisson 分布，记作 $x\sim P(\lambda)$。

（三）Poisson 分布的性质

1. Poisson 分布的图形特征。若 λ 已知，就可按概率密度函数公式计算得出 $x=0,1$，$2,\cdots\cdots$时的 $P(x)$ 值，以 x 为横坐标，以 $P(x)$ 为纵坐标作图，即可绘出 Poisson 分布的图形，如图 5-2 所示。由图 5-2 可知，Poisson 分布为离散型分布，图形取决于 λ 的大小，λ 值越小，分布越偏，随着 λ 的增大，分布逐渐趋于对称，当 $\lambda=20$ 时已基本接近对称分布。

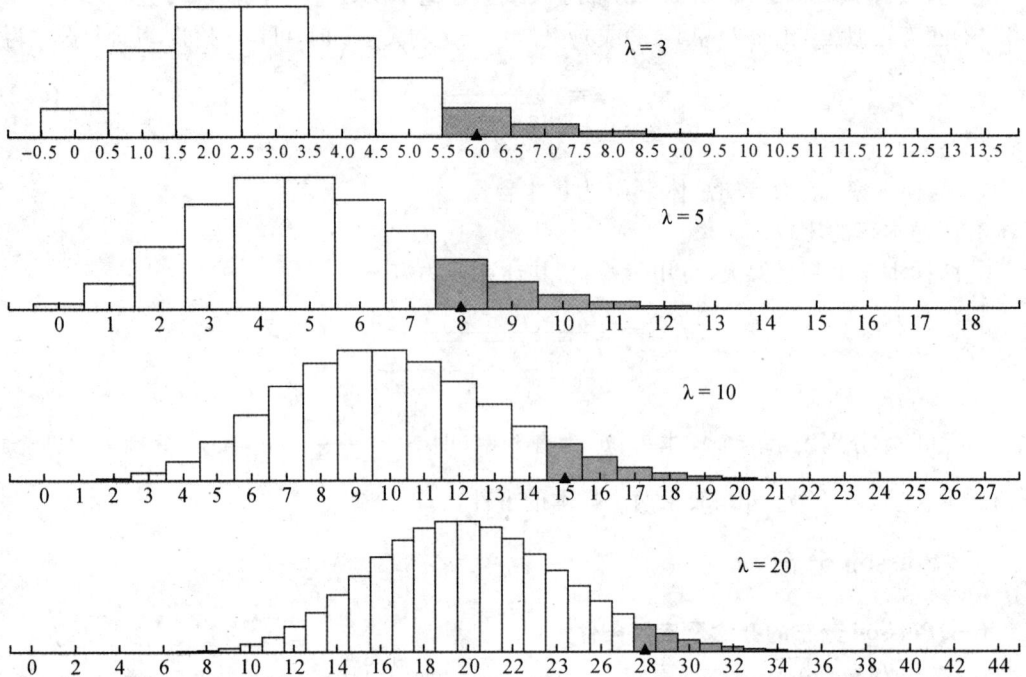

图 5-2　自上而下 λ 分别为 3、5、10 和 20 时的 Poisson 分布图形

2. Poisson 分布的均数和标准差。Poisson 分布的总体均数与总体方差相等，即 $\mu=\sigma^2=\lambda$。

3. Poisson 分布是二项分布的极限形式。二项分布中，当 π 很小（如 $\pi<0.05$），而 n 很大时，二项分布逼近 Poisson 分布。

4. 当 λ 增大时，Poisson 分布渐近正态分布。在实际应用中，一般当 $\lambda\geqslant20$ 时，Poisson 分布的资料可以采用正态近似法来分析。

5. Poisson 分布具有可加性。如果 $x_1\sim P(\lambda_1)$，$x_2\sim P(\lambda_2)$，则 $x_1+x_2\sim P(\lambda_1+\lambda_2)$。

（四）Poisson 分布的应用

1. 总体均数的可信区间

当样本阳性发生数 $x>20$ 时，总体均数的 $100(1-\alpha)\%$ 可信区间可按正态近似法来估计，其计算公式为：

$$x\pm z_\alpha\sqrt{x} \tag{5-24}$$

当样本阳性发生数 $x\leqslant20$ 时，总体均数的 $100(1-\alpha)\%$ 可信区间可使用查表法或 Liddell（1984）提出的精确法，其中精确法的计算公式为：

$$\left(\frac{1}{2}\chi^2_{2x(\alpha)},\ \frac{1}{2}\chi^2_{(2x+2)(1-\alpha)}\right) \tag{5-25}$$

2.单样本事件数的比较

（1）当样本事件数 $x > 20$ 时，可用正态近似法，其统计量计算公式如下：

$$z = \frac{x - \mu_0}{\sqrt{\mu_0}} \tag{5-26}$$

（2）当样本事件数 $x < 20$ 时，可用 Poisson 分布直接计算概率法。

3.两事件数的比较

（1）观察单位相同的无重复试验，统计量 z 的计算公式为：

$$z = \frac{x_1 - x_2}{\sqrt{x_1 + x_2}} \tag{5-27}$$

（2）观察单位相同的有重复试验，且重复次数相等，将各小单位发生数相加成大单位 $\sum x$，然后再按以下计算公式来计算 z 值：

$$z = \frac{\sum x_1 - \sum x_2}{\sqrt{\sum x_1 + \sum x_2}} \tag{5-28}$$

（3）观察单位不同，或在有重复试验中，重复次数不同时，应先将观察单位化成相同的小单位，即计算得到以小单位为观察单位的平均计数，然后再按以下计算公式来计算 z 值：

$$z = \frac{\bar{x}_1 - \bar{x}_2}{\sqrt{\dfrac{\bar{x}_1}{n_1} + \dfrac{\bar{x}_2}{n_2}}} \tag{5-29}$$

具体实例见第六章第六节。

✍ 小结 ◆

1.计数资料采用相对数进行描述，常用指标有率、构成比和相对比。

2.二分类资料的常见分布是二项分布和 Poisson 分布。

3.动态数列的分析方法，常用于分析只有一列随时间动态变化的数据，主要采用定基比、环比、发展速度和增长速度来抽述，模型建立可以考虑时间序列分析，具体方法见相关参考书。

📋 练习题 ◆

一、判断题，如果错误，请说明理由

1.等级资料的描述指标是构成比。 （ ）

二、单选题

1.计算接种 COVID-19 疫苗后血清学检查的阳转率，分母为 （ ）

    A.COVID-19 易感人数

    B.接种 COVID-19 疫苗后的阳转人数

    C.接种 COVID-19 疫苗人数

    D.COVID-19 感染者人数

2.计算标准化死亡率的目的是 （ ）

    A.减少死亡率估计的偏倚

    B.减少死亡率估计的抽样误差

　　C.便于进行不同地区死亡率的比较

　　D.消除各地区内部构成不同的影响

3.构成比是反映事物内部各组成部分的　　　　　　　　　　　　　　（　　）

　　A.强度　　　　　　B.比重　　　　　　C.频数　　　　　　D.绝对数

4.率的标准化法的意义是　　　　　　　　　　　　　　　　　　　　（　　）

　　A.减少抽样误差

　　B.消除内部构成不同对总率的影响

　　C.减少Ⅰ类错误

　　D.减少Ⅱ类错误

三、讨论题

1.常用的相对数有哪些？

2.应用相对数时应注意哪些事项？

3.率的标准化的目的是什么？

第六章　计数资料的统计推断

在计数资料的抽样研究中,由于个体变异的存在,样本率与样本率、样本率与总体率或组间构成比之间往往存在差异,所以在进行总体率估计、进行组间率或构成比比较时,需要考虑抽样误差进行统计推断。

第一节　率的抽样误差及参数估计

一、率的抽样误差

6.1

率的抽样误差是指由于个体变异的存在,在抽样研究中表现出来的样本率与样本率之间或样本率与总体率之间的差异。率的抽样误差的大小采用率的标准差来表示,即标准误。统计学中所有统计量的标准差均称为标准误。当 n 较大,p 或 $1-p$ 不是太小,即 $np>5$ 且 $n(1-p)>5$ 时,$p \sim N(\pi, \sigma_p^2)$,其中 $\sigma_p = \sqrt{\dfrac{\pi(1-\pi)}{n}}$。通常,$\pi$ 未知,用 p 来估计 π,为了将两者区别开来,记为 s_p,其计算公式为:

$$s_p = \sqrt{\frac{p(1-p)}{n}} \tag{6-1}$$

【例 6-1】已知 116 名新型冠状病毒肺炎患者粪便标本病毒核酸检测阳性人数 30 例,试求其抽样误差大小。

已经 $n=116$,$x=30$,则 $p = \dfrac{x}{n} \times 100\% = \dfrac{30}{116} \times 100\% \approx 25.86\%$

$$s_p = \sqrt{\frac{p(1-p)}{n}} = \sqrt{\frac{25.86\% \times (1-25.86\%)}{116}} \approx 4.07\%$$

所以,新型冠状病毒肺炎患者粪便标本病毒核酸检测阳性率抽样误差为 4.07%。

二、总体率估计

(一)正态近似法

当 n 较大,p 或 $1-p$ 不是太小,即 $np>5$ 且 $n(1-p)>5$ 时,$p \sim N(\pi, \sigma_p^2)$,所以 π 的 95%CI 为:

$$p \pm 1.96 s_p \tag{6-2}$$

【例 6-2】已知 116 名新型冠状病毒肺炎患者粪便标本病毒核酸检测阳性人数 30 例,试求新型冠状病毒肺炎患者粪便标本病毒核酸检测阳性率的总体水平。

由例 6-1 可得 $p=25.86\%$,$s_p=4.07\%$,所以 π 的 95%CI 为:

$$p \pm 1.96 s_p = 25.86\% \pm 1.96 \times 4.07\% = 17.89\% \sim 33.84\%$$

故新型冠状病毒肺炎患者粪便标本病毒核酸检测总体阳性率的 95%CI 为 17.89%～33.84%。

(二)查表法

当 $n \leqslant 50$ 时,根据二项分布理论,采用附表 7 百分率的可信区间表,可以通过查表直接确定。

【例 6-3】已知 30 名新型冠状病毒肺炎患者粪便标本病毒核酸检测阳性者中消化道症状阳性者 5 人,试求新型冠状病毒肺炎患者粪便标本病毒核酸检测阳性者中消化道症状阳性率的总体水平。

当 $n=30, x=5$ 时,π 的 95%CI 为 6%～35%。

注:附表 7 百分率的可信区间表中只给出 $x \leqslant \dfrac{n}{2}$ 的结果。若 $x > \dfrac{n}{2}$,则查 $n-x$ 对应的可信区间,然后将 1 减去其上、下限即可。

第二节　单样本率与总体率比较

当 n 较大,p 或 $1-p$ 不是太小,即 $np>5$ 且 $n(1-p)>5$ 时,$p \sim N(\pi, \sigma_p^2)$。样本率与已知总体率估计可以采用 u 检验。统计量的计算公式为:

$$u = \frac{|p-\pi_0|}{\sqrt{\dfrac{\pi_0(1-\pi_0)}{n}}} \tag{6-3}$$

6.2

【例 6-4】如果已知新型冠状病毒肺炎患者消化道症状阳性率为 28.45%。如某家医院就诊的 86 例新型冠状病毒肺炎患者消化道症状阳性 18 例,判断该家医院就诊的新型冠状病毒肺炎患者消化道症状阳性率是否与已知的有差异。

假设检验的基本步骤如下:

(1)建立假设,给出检验水准 α。

$H_0: \pi_1 = \pi_0$,$H_1: \pi_1 \neq \pi_0$,$\alpha = 0.05$。

(2)选择 u 检验法,计算 u 统计量。

已知 $\pi_0 = 28.45\%$,$p = \dfrac{18}{86} \times 100\% \approx 20.93\%$,则

$$u = \frac{|p-\pi_0|}{\sqrt{\dfrac{\pi_0(1-\pi_0)}{n}}} = \frac{|20.93\% - 28.45\%|}{\sqrt{\dfrac{28.45\% \times (1-28.45\%)}{86}}} \approx 1.55$$

(3)查附表 1 u 临界值表,确定 P 值。

查 u 临界值表得到 $u_{0.05/2} = 1.96$,因为 $u < 1.96$,所以 $P > 0.05$。

(4)推断下结论。

在 $\alpha = 0.05$ 水准下,不拒绝 H_0,没有足够理由认为该家医院就诊的新型冠状病毒肺炎患者消化道症状阳性率与已知的新型冠状病毒患者消化道症状阳性率有差别。

第三节　两样本率的比较

两样本率比较的常用假设检验方法有 u 检验和 χ^2 检验。

一、u 检验

当 n 较大，p 或 $1-p$ 不是太小，即 $np>5$ 且 $n(1-p)>5$ 时，$p \sim N(\pi, \sigma_p^2)$，两样本率的比较可以采用 u 检验，其统计量的计算公式为：

$$u = \frac{|p_1 - p_2|}{s_{p_1 - p_2}} = \frac{|p_1 - p_2|}{\sqrt{p_C(1-p_C)\left(\dfrac{1}{n_1} + \dfrac{1}{n_2}\right)}} \tag{6-4}$$

6.3.1

式中，$p_C = \dfrac{x_1 + x_2}{n_1 + n_2} \times 100\%$。

【例 6-5】某研究者欲比较瑞德西韦（试验组）和安慰剂（对照组）对新型冠状病毒肺炎患者的临床改善情况，将 231 例新型冠状病毒肺炎患者随机分为两组，治疗 14 天时临床改善结果见表 6-1。问：两组患者临床改善情况有无差别？

表 6-1　瑞德西韦治疗新型冠状病毒肺炎患者后第 14 天临床改善情况

组别	有	无	合计	改善率/%
试验组	10(a)	143(b)	153($a+b$)	6.54
对照组	7(c)	71(d)	78($c+d$)	8.97
合计	17($a+c$)	214($b+d$)	231(n^*)	7.36

* $n = a+b+c+d$。

假设检验的基本步骤如下：

(1)建立假设，给出检验水准 α。

$H_0 : \pi_1 = \pi_2$，$H_1 : \pi_1 \neq \pi_2$，$\alpha = 0.05$。

(2)选择 u 检验法，计算 u 统计量。

已知 $n_1 = 153$，$x_1 = 10$，$n_2 = 78$，$x_2 = 7$，则

$$p_1 = \frac{x_1}{n_1} \times 100\% \approx 6.54\%$$

$$p_2 = \frac{x_2}{n_2} \times 100\% \approx 8.97\%$$

$$p_C = \frac{x_1 + x_2}{n_1 + n_2} \times 100\% = \frac{10+7}{153+78} \times 100\% \approx 7.36\%$$

$$u = \frac{|p_1 - p_2|}{s_{p_1 - p_2}} = \frac{|6.54\% - 8.97\%|}{\sqrt{7.36\% \times (1-7.36\%) \times \left(\dfrac{1}{153} + \dfrac{1}{78}\right)}} \approx 0.67$$

(3)查 u 临界值表，确定 P 值。

查附表 1 得 $u_{0.05/2} = 1.96$，因为 $u \approx 0.67 < u_{0.05/2} = 1.96$，所以 $P>0.05$。

(4)推断下结论。

在 $\alpha = 0.05$ 水准下，不拒绝 H_0，没有足够理由认为两组患者临床改善情况有差别。

二、χ^2 检验

χ^2 检验（chi-square test）是以 χ^2 分布为理论依据的一种假设检验方法，主要应用于推断两个或多个组之间的总体率或构成比是否有差别、两个无序分类变量之间有无关联性，以及频数分布拟合优度检验等。

6.3.2

（一）χ^2 分布性质

1. χ^2 分布（chi-square distribution）是一种连续型分布。χ^2 分布有一个参数——自由度 ν。χ^2 分布的密度函数 $f(\chi^2)$ 是随自由度 ν 变化而变化的一簇曲线，如图6-1所示。①当自由度 $\nu \leq 2$ 时，曲线呈 L 形；②随着 ν 的增加，曲线逐渐趋于对称；③当自由度 $\nu \rightarrow \infty$ 时，χ^2 分布趋近正态分布。

2. χ^2 分布具有可加性：如果两个独立的随机变量 x_1 和 x_2 分别服从自由度为 ν_1 和 ν_2 的 χ^2 分布，那么它们的和 $x_1 + x_2$ 服从自由度为 $\nu_1 + \nu_2$ 的 χ^2 分布。

3. χ^2 分布的临界值：当自由度 ν 确定后，χ^2 分布曲线下右侧尾部的面积为 α 时，横轴上相应的 χ^2 值记作 $\chi^2_{\alpha,\nu}$，即 χ^2 分布的临界值。χ^2 与 P 的对应关系见附表 8 中 χ^2 临界值表。χ^2 值愈大，P 值愈小；反之，χ^2 值愈小，P 值愈大。

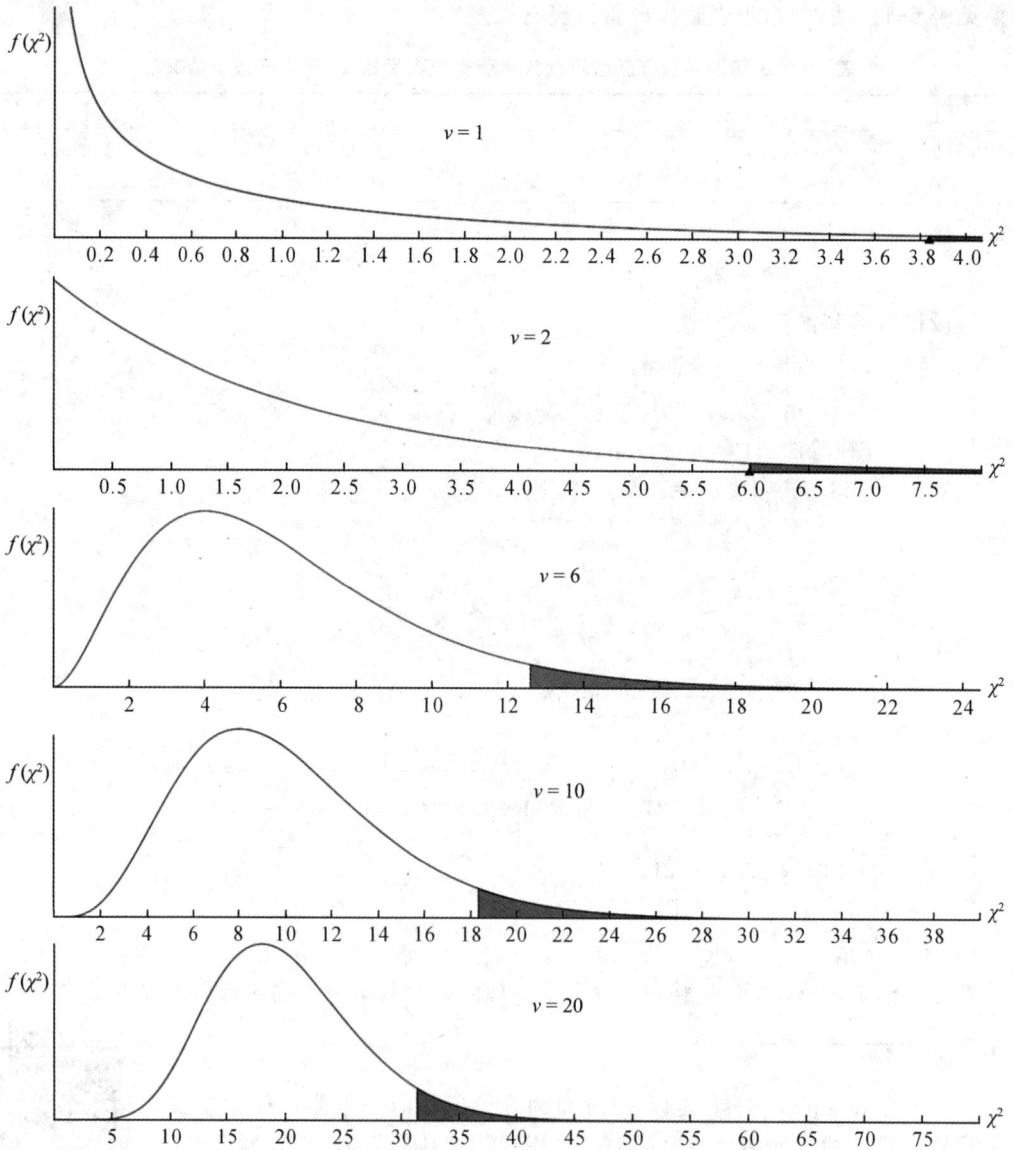

图 6-1　自上而下自由度 ν 分别为 1、2、6、10、20 的 χ^2 分布

(二)χ^2 检验的基本思想

现以例 6-5 资料为例,介绍 χ^2 检验的基本思想。

在表 6-1 中 a、b、c、d 4 个数是基本数据,其余数据都是由这 4 个基本数据计算出来的,故 2 行 2 列的资料也被称为四格表(fourfold table)资料。表 6-1 中 a、b、c、d 称为实际频数(actual frequency,A),记为 A_{RC},表示第 R 行第 C 列实际频数($R=1,2$;$C=1,2$)。

本例试验组第 14 天临床改善率为 6.54%,对照组为 8.97%,推断两组第 14 天临床改善率是否有差别,需要进行假设检验来推断。假设检验的无效假设是两组第 14 天临床改善率无差别,即 $H_0:\pi_1=\pi_2=7.36\%$。也就是说,试验组与对照组的第 14 天临床改善率均为 7.36%(17/231),那么在 H_0 下,试验组理论上有 $153\times7.36\%=11.26$ 例是有改善的,$153\times(1-7.36\%)=141.74$ 例是无效的,同理,可以计算得到对照组有 $78\times7.36\%=5.74$ 例是有改善的,$78\times(1-7.36\%)=72.25$ 例是无效的。以上计算得到的数称为理论频数(theoretical frequency,T),计算公式为:

$$T_{RC}=\frac{n_R\times n_C}{n} \tag{6-5}$$

式中,T_{RC} 表示第 R 行第 C 列理论频数,n_R 表示第 R 行的合计数,n_C 表示第 C 列的合计数。

在 $H_0:\pi_1=\pi_2$ 下,表 6-1 中理论上实际频数 A_{RC} 与理论频数 T_{RC} 差异不会很大,实际频数 A_{RC} 与理论频数 T_{RC} 差异大小采用 χ^2 统计量来表示,其计算公式为:

$$\chi^2=\sum\frac{(A-T)^2}{T} \tag{6-6}$$

$$\nu=(R-1)(C-1) \tag{6-7}$$

当 $H_0:\pi_1=\pi_2$ 成立时,理论上实际频数 A_{RC} 与理论频数 T_{RC} 差异不会很大,即 χ^2 统计量不很大,如果 χ^2 值很大,$\chi^2\geq\chi^2_{a,\nu}$,$P\leq\alpha$,则拒绝 H_0,否则,没有足够理由拒绝 H_0。以上就是四格表资料的 χ^2 检验基本思想。

以上 χ^2 统计量基本公式由统计学家 Pearson 提出,所以相应的假设检验方法叫 Pearson χ^2 检验,其适用条件为:$n\geq40$ 且 $T_{min}\geq5$。

三、完全随机设计两样本比较的 Pearson χ^2 检验

下面以表 6-1 所列资料为例来说明 Pearson χ^2 检验假设检验的基本步骤。

(1)建立假设,给出检验水准 α。

$H_0:\pi_1=\pi_2$,试验组与对照组第 14 天时临床改善率相等;

$H_1:\pi_1\neq\pi_2$,试验组与对照组第 14 天时临床改善率不相等;

$\alpha=0.05$。

6.3.3

(2)选择假设检验方法,计算 χ^2 统计量。

表 6-1 的实际频数分别是 $A_{11}=10$,$A_{12}=143$,$A_{21}=7$,$A_{22}=71$。

理论频数分别为 $T_{11}=11.26$,$T_{12}=141.74$,$T_{21}=5.74$,$T_{22}=72.25$。

代入 Pearson χ^2 统计量的基本公式:

$$\begin{aligned}
\chi^2&=\sum\frac{(A-T)^2}{T}\\
&=\frac{(10-11.26)^2}{11.26}+\frac{(143-141.74)^2}{141.74}+\frac{(7-5.74)^2}{5.74}+\frac{(71-72.25)^2}{72.25}\\
&\approx0.45
\end{aligned}$$

$$\nu=(2-1)\times(2-1)=1$$

(3)查 χ^2 临界值表，确定 P 值。

查 χ^2 临界值表得 $\chi^2_{0.05,1}=3.84$，因为 $\chi^2<\chi^2_{0.05,1}$，所以 $P>0.05$。

(4)推断下结论。

在 $\alpha=0.05$ 水准下，不拒绝 H_0，没有足够理由认为试验组与对照组第 14 天临床改善率不相等。

(一)完全随机设计两样本比较的 Pearson χ^2 检验的专用公式

四格表资料 Pearson χ^2 检验的统计量专用公式如下：

$$\chi^2=\frac{n(ad-bc)^2}{(a+b)(c+d)(a+c)(b+d)} \tag{6-8}$$

据表 6-1 资料，代入以上专用公式，可以得到

$$\chi^2=\frac{n(ad-bc)^2}{(a+b)(c+d)(a+c)(b+d)}$$

$$=\frac{231\times(10\times71-143\times7)^2}{153\times78\times17\times214}\approx0.45$$

计算结果与 Pearson χ^2 检验的基本公式相同，从数学角度可以证明，完全随机设计两样本比较的 Pearson χ^2 检验的基本公式与专用公式是等价的。

(二)完全随机设计两样本比较的 Yate 校正 χ^2 计算公式

χ^2 分布是连续型分布，当 $n\geq40$ 且 $1\leq T_{min}<5$ 时，按照 Pearson χ^2 检验计算得到的 χ^2 偏大，P 偏小，为此，美国统计学家 F. Yate 于 1934 年提出了如下校正公式：

$$\chi^2=\sum\frac{(|A-T|-0.5)^2}{T} \tag{6-9}$$

$$\chi^2=\frac{n\left(|ad-bc|-\frac{n}{2}\right)^2}{(a+b)(c+d)(a+c)(b+d)} \tag{6-10}$$

注：当 $n<40$ 或 $T_{min}<1$ 时，完全随机设计两样本比较宜采用 Fisher 确切概率法。

【例 6-6】某研究者欲比较瑞德西韦（试验组）和安慰剂（对照组）对新型冠状病毒肺炎患者的临床改善情况，将 233 例新型冠状病毒肺炎患者随机分为两组，治疗第 7 天临床改善结果见表 6-2。问：两组患者临床改善情况有无差别？

表 6-2 瑞德西韦治疗新型冠状病毒肺炎患者后第 7 天临床改善情况

组别	有	无	合计
试验组	4	151	155
对照组	2	76	78
合计	6	227	233

因为 $n=233>40$，$1\leq T_{min}=2.01<5$，所以可以选择 Yate 校正 χ^2 计算公式。

完全随机设计两样本比较的 Yate 校正 χ^2 检验假设检验的基本步骤如下：

(1)建立假设，给出检验水准 α。

$H_0:\pi_1=\pi_2$，试验组与对照组第 7 天时临床改善率相等；

$H_1:\pi_1\neq\pi_2$，试验组与对照组第 7 天时临床改善率不相等；

$\alpha = 0.05$。

(2)选择假设检验方法,计算相应统计量。

表 6-2 的实际频数分别是 $a=4, b=151, c=2, d=76$。

理论频数分别为 $T_{11}=3.99, T_{12}=151.01, T_{21}=2.01, T_{22}=75.99$。

代入 Yate 校正 χ^2 计算公式:

$$\chi^2 = \frac{n\left(|ad-bc|-\frac{n}{2}\right)^2}{(a+b)(c+d)(a+c)(b+d)}$$

$$= \frac{233 \times \left(|4 \times 76 - 151 \times 2| - \frac{233}{2}\right)^2}{(4+151) \times (2+76) \times (4+2) \times (151+76)}$$

$$\approx 0.186$$

(3)查 χ^2 临界值表,确定 P 值。

查 χ^2 临界值表得 $\chi^2_{0.05,1} = 3.84$,因为 $\chi^2 < \chi^2_{0.05,1}$,所以 $P > 0.05$。

(4)推断下结论。

在 $\alpha = 0.05$ 水准下,不拒绝 H_0,没有足够理由认为试验组与对照组第 7 天临床改善率不相等。

注:最小理论值计算公式为:

$$T_{\min} = \frac{n_{R,\min} \times n_{C,\min}}{n} \tag{6-11}$$

四、配对设计 χ^2 检验

如果资料是计数资料,设计为配对设计,那么应将资料整理成如表 6-3 所示形式。

【例 6-7】某研究人员分别用酶联法和胶体金法检测新型冠状病毒肺炎患者 IgG 结果,见表 6-3。问:两种方法检测 IgG 检出率有无差别?

6.3.4

表 6-3 两种方法检测 IgG 结果

酶联法	胶体金法		合计
	+	−	
+	15(a)	0(b)	15(a+b)
−	7(c)	4(d)	11(c+d)
合计	22(a+c)	4(b+d)	26(n=a+b+c+d)

在例 6-7 中,如果用 a、b、c、d 分别表示两种检测方法结果不同组合的基本数据,则可以通过计算得到周边的合计数,如表 6-3 所示。那么,得到酶联法阳性率 $= \frac{a+b}{n}$,得到胶体金法阳性率 $= \frac{a+c}{n}$,所以只要 $b=c$,两种方法检测的阳性率相等。

所以,配对设计差异性检验的无效假设是 $H_0: B=C$,备择假设 $H_1: B \neq C$,假设检验统计量为:

$$\chi^2 = \frac{(b-c)^2}{b+c}, \nu = 1 \tag{6-12}$$

该统计量由统计学家 McNemar 提出,所以也称为 McNemar 检验,其适用条件是 $b+c \geqslant 40$。当 $20 \leqslant b+c < 40$ 时,采用配对设计校正 χ^2 检验,计算公式为:

$$\chi^2 = \frac{(|b-c|-1)^2}{b+c}, \nu=1 \tag{6-13}$$

当 $b+c < 20$ 时,宜采用 Fisher 确切概率法,具体可参阅第五节。

在例 6-7 中,$b+c=7 < 20$,所以应该采用 Fisher 确切概率法进行分析。

第四节 多个样本率或构成比的比较

一、行×列 χ^2 检验

当多个率进行比较或构成比进行比较时,常采用行×列 χ^2 检验,通常记为:$R \times C$ χ^2 检验,其基本公式同公式(6-6),即 $\chi^2 = \sum \frac{(A-T)^2}{T}$,自由度计算公式同公式(6-7),即 $\nu=(R-1)(C-1)$。行×列 χ^2 检验专用公式为:

$$\chi^2 = n\left(\frac{A^2}{n_R n_C} - 1\right) \tag{6-14}$$

6.4

理论上,行×列 χ^2 检验的基本公式与专用公式是等价的。

行×列 χ^2 检验的应用条件是 $T_{\min} > 1$,$1 \leqslant T < 5$ 的格子数不能超过 20%,一旦不满足,可以采用以下处理方法:①增大样本含量来提高最小理论值;②理论值最小的格子所在行或列与性质相近的行或列合并;③删除理论值最小的格子所在行或列;④采用似然比 χ^2 检验。

二、似然比 χ^2 检验

似然比 χ^2 检验统计量计算公式为:

$$\chi^2 = 2\left(\sum A\ln A - \sum n_R \ln n_R - \sum n_C \ln n_C + n\ln n\right) \tag{6-15}$$

自由度计算公式同公式(6-7),即 $\nu=(R-1)(C-1)$。

【例 6-8】某研究员研究某中药治疗新型冠状病毒肺炎的效果,资料见表 6-4。试判断三组间治疗新型冠状病毒肺炎的效果有无差异。

表 6-4 某中药治疗新型冠状病毒肺炎的结果

	有效	无效	合计
对照组	71	29	100
60ml 中药组	59	41	100
120ml 中药组	57	43	100
合计	187	113	300

假设检验基本步骤如下:

(1)建立假设,给出检验水准 α。

$H_0: \pi_1 = \pi_2 = \pi_3$;

$H_1: \pi_1$、π_2、π_3 不等或不全相等;

$\alpha = 0.05$。

（2）选择 3×2 χ^2 检验方法，计算相应统计量。

$$\chi^2 = n \left(\frac{A^2}{n_R n_C} - 1 \right)$$

$$= 300 \times \left(\frac{71^2}{100 \times 187} + \frac{29^2}{100 \times 113} + \frac{59^2}{100 \times 187} + \frac{41^2}{100 \times 113} + \frac{57^2}{100 \times 187} + \frac{43^2}{100 \times 113} - 1 \right)$$

$$\approx 4.88$$

$$\nu = (3-1) \times (2-1) = 2$$

（3）查 χ^2 临界值表，确定 P 值。

查 χ^2 临界值表得 $\chi^2_{0.05,2} = 3.84$，因为 $\chi^2 \approx 4.88 < \chi^2_{0.05,2} = 5.99$，所以 $P > 0.05$。

（4）推断下结论。

在 $\alpha = 0.05$ 水准下，不拒绝 H_0，没有足够理由认为某中药治疗新型冠状病毒肺炎有效。

第五节　Fisher 确切概率法

对于计数资料，样本含量较小，若成组设计资料的样本含量小于 40 或理论值小于 1，当配对设计资料 $b + c < 20$ 时，或者得到的概率 P 接近检验水准时，采用 χ^2 检验易导致分析结果的偏差，这时，建议采用 Fisher 确切概率法。Fisher 确切概率法是以超几何分布原理为依据直接计算其分布概率的一种假设检验方法。

一、完全随机设计四格表资料的确切概率法

若四格表中的 4 个基本数分别是 a、b、c 和 d，则该四格表的分布概率为：

$$P = \frac{\binom{a+b}{a}\binom{c+d}{c}}{\binom{n}{a+c}} = \frac{(a+b)!\ (c+d)!\ (a+c)!\ (b+d)!}{a!\ b!\ c!\ d!\ n!} \quad (6\text{-}16)$$

6.5.1

完全随机设计四格表资料的确切概率法的基本原理是：在周边合计数不变的情况下，基本数据所有组合的四格表中出现 $|A-T|$ 值大于或等于现有样本 $|A-T|$ 值的四格表的概率之和。

Fisher 确切概率的计算方法分两种情况：①对于双侧检验，按照公式（6-16）计算两侧所有 $|A-T|$ 值大于或等于现有样本 $|A-T|$ 值的四格表的概率之和；②对于单侧检验，按照公式（6-16）计算一侧所有 $|A-T|$ 值大于或等于现有样本 $|A-T|$ 值的四格表的概率之和。

【例 6-9】某临床试验中，观察单纯化疗和复合化疗治疗肺癌患者的疗效，结果见表 6-5。试问：两组治疗方法的缓解率有无差异？

表 6-5　两种治疗方法治疗肺癌患者的效果情况

治疗方法	缓解	未缓解	合计
单纯化疗	2	10	12
复合化疗	13	14	27
合计	15	24	39

假设检验的基本步骤如下：

(1)建立假设，给出检验水准 α。

$H_0:\pi_1=\pi_2,H_1:\pi_1\neq\pi_2,\alpha=0.05$。

(2)选择 Fisher 确切概率法，计算概率 P。

本例 $n=39<40,T_{11}=4.62$，宜选择 Fisher 确切概率法。现有样本 $|A_{11}-T_{11}|=2.62$，根据公式(6-16)计算所有组合的概率 P，其结果见表 6-6。

表 6-6　四格表的 Fisher 确切概率法计算结果

a	b	c	d	P	$\lvert a-T_{11}\rvert$
0	12	15	12	0.000691459	4.62
1	11	14	13	0.009574047	3.62
2	10	13	14	0.052657261	2.62
3	9	12	15	0.152120975	1.62
4	8	11	16	0.256704146	0.62
5	7	10	17	0.265764292	0.38
6	6	9	18	0.172254634	1.38
7	5	8	19	0.069937972	2.38
8	4	7	20	0.017484493	3.38
9	3	6	21	0.002590295	4.38
10	2	5	22	0.000211933	5.38
11	1	4	23	8.37681E−06	6.38
12	0	3	24	1.16345E−07	7.38

* $a+b=12,c+d=27,a+c=15,b+d=24,n=39$。

在 $H_0:\pi_1=\pi_2$ 成立的情况下，其概率为：

$P(x=a/|a-T_{11}|\geqslant 2.62)=P(x=0)+P(x=1)+P(x=2)+P(x=8)+P(x=9)+P(x=10)+P(x=11)+P(x=12)=0.084>0.05$

(3)推断下结论。

在 $\alpha=0.05$ 水准下，不拒绝 H_0，没有足够理由认为两组治疗方法的缓解率差异有统计学意义。

二、配对设计四格表资料的确切概率法

若四格表中的 4 个基本数据分别是 a、b、c 和 d，则该四格表的概率可根据二项分布原理来计算。若两种方法检出率相等，则 $H_0:B=C=\dfrac{b+c}{2}$，在 $b+c$ 不变的情况下，两种方法出现不同结局"＋－"或"－＋"的事件服从总体率为 50% 的二项分布，所以其概率的计算公式为：

6.5.2

$$P(x=b)=C_{b+c}^{b}0.5^{b}\times(1-0.5)^{c} \tag{6-17}$$

配对设计四格表资料的确切概率法的基本原理是：在 b 和 c 合计数及四格表周边合计数不变的情况下，b 和 c 的组合中所有出现 $|b-c|$ 大于或等于现有样本 $|b-c|$ 的概率之和。

Fisher 确切概率的计算方法分两种情况：①对于双侧检验，按照公式(6-17)计算两侧所

有$|b-c|$值大于或等于现有样本$|b-c|$值的四格表的概率之和；②对于单侧检验，按照公式(6-17)计算一侧所有$|b-c|$值大于或等于现有样本$|b-c|$值的四格表的概率之和。

下面以例6-7的资料为例介绍配对设计四格表资料的确切概率法。

假设检验的基本步骤如下：

(1)建立假设，给出检验水准α。

$$H_0:B=C=\frac{b+c}{2},H_1:B\neq C,\alpha=0.05。$$

(2)选择Fisher确切概率法，计算概率P。

本例$b+c=7<40$，宜选择Fisher确切概率法。现有样本$|b-c|=7$，根据公式(6-17)计算所有b和c组合的概率P，其结果见表6-7。在$H_0:B=C=\frac{b+c}{2}$成立的情况下，其概率为：

$$P(x=b/|b-c|\geqslant7)=P(x=0)+P(x=7)=0.016<0.05。$$

(3)推断下结论。

在$\alpha=0.05$水准下，拒绝H_0，可以认为两种方法对新型冠状病毒肺炎患者IgG检出率差异有统计学意义。

表6-7　配对设计四格表资料的Fisher确切概率法计算结果

b	c	P	$|b-c|$
0	7	0.0078125	7
1	6	0.0546875	5
2	5	0.1640625	3
3	4	0.2734375	1
4	3	0.2734375	1
5	2	0.1640625	3
6	1	0.0546875	5
7	0	0.0078125	7

* $b+c=7,\pi_0=0.5$。

第六节　Poisson分布两样本率的比较

若资料服从Poisson分布，两样本率的比较常见以下3种情况。

一、两样本观察单位数相同的无重复试验

两样本率比较的假设检验的统计量计算公式为：

$$u=\frac{|x_1-x_2|}{\sqrt{x_1+x_2}} \tag{6-18}$$

6.6

【例6-10】截至2021年3月9日，接种甲疫苗后严重过敏反应发生率为158/100万，接种乙疫苗后严重过敏反应发生率是5/100万。试推断接种甲疫苗后严重过敏反应发生率是否高于乙疫苗。

本例接种疫苗后发生严重过敏事件服从Poisson分布，可以采用u检验，其假设检验的基本步骤为：

(1)建立假设,给出检验水准 α。

$H_0:\lambda_1=\lambda_2, H_1:\lambda_1>\lambda_2, \alpha=0.05$。

(2)选择 u 检验,计算 u 值。

$$u=\frac{|x_1-x_2|}{\sqrt{x_1+x_2}}=\frac{|158-5|}{\sqrt{158+5}}=11.98$$

(3)查标准正态分布临界值表,确定 P 值。

查表得 $u_{0.05}=1.645$。因为 $u=11.98>u_{0.05}=1.645$,所以 $P<0.05$。

(4)推断下结论。

在 $\alpha=0.05$ 水准下,拒绝 H_0,可以认为接种甲疫苗后严重过敏反应发生率是高于乙疫苗。

二、两样本观察单位数相同的有重复试验,且重复次数相等

两样本率比较的假设检验的统计量计算公式为:

$$u=\frac{\left|\sum x_1-\sum x_2\right|}{\sqrt{\sum x_1+\sum x_2}} \tag{6-19}$$

【例 6-11】已知用 A,B 两种培养基对同一水样培养细菌,各培养 5 份(1ml/份),A 培养基得细菌数分别为 7,7,8,9,6;B 培养基得细菌数分别为 10,8,12,8,9。试比较两种培养基的效果是否相同。

本例水样中细菌数服从 Poisson 分布,两样本观察单位数都是 1ml/份,且重复次数均为 5 次,其假设检验的基本步骤为:

(1)建立假设,给出检验水准 α。

$H_0:\lambda_1=\lambda_2, H_1:\lambda_1\neq\lambda_2, \alpha=0.05$。

(2)选择 u 检验,计算 u 值。

$$u=\frac{\left|\sum x_1-\sum x_2\right|}{\sqrt{\sum x_1+\sum x_2}}$$

$$=\frac{|(7+7+8+9+6)-(10+8+12+8+9)|}{\sqrt{(7+7+8+9+6)+(10+8+12+8+9)}}$$

$$=\frac{|37-47|}{\sqrt{37+47}}=1.09$$

(3)查标准正态分布临界值表,确定 P 值。

查表得 $u_{0.05/2}=1.96$。因为 $u=1.09<u_{0.05/2}=1.96$,所以 $P>0.05$。

(4)推断下结论。

在 $\alpha=0.05$ 水准下,不拒绝 H_0,没有足够理由认为两种培养基的效果不同。

三、两样本观察单位数不同或重复试验次数不等

两样本率比较的假设检验方法是:先将观察单位化为相同的小单位,然后以小单位观察单位的平均计数来计算统计量,公式为:

$$u=\frac{|\bar{x}_1-\bar{x}_2|}{\sqrt{\dfrac{\bar{x}_1}{n_1}+\dfrac{\bar{x}_2}{n_2}}} \tag{6-20}$$

【例 6-12】已知 A 疫苗接种 101827 剂,其中 872 例发生轻度不良反应事件;B 疫苗接种 114615 剂,其中 978 例发生轻度不良反应事件。试比较两种疫情的不良反应率。

本例接种疫苗后发生不良反应事件服从 Poisson 分布,可以根据公式(6-20)来计算统计量。假设检验的基本步骤为:

(1)建立假设,给出检验水准 α。

$H_0:\lambda_1=\lambda_2$,$H_1:\lambda_1\neq\lambda_2$,$\alpha=0.05$。

(2)选择 u 检验,计算 u 值。

$$u=\frac{|\bar{x}_1-\bar{x}_2|}{\sqrt{\dfrac{\bar{x}_1}{n_1}+\dfrac{\bar{x}_2}{n_2}}}=\frac{\left|\dfrac{872}{101827}-\dfrac{978}{114615}\right|}{\sqrt{\dfrac{872}{101827^2}+\dfrac{978}{114615^2}}}=0.08$$

(3)查标准正态分布临界值表,确定 P 值。

查表得 $u_{0.05/2}=1.96$。因为 $u=0.08<u_{0.05/2}=1.96$,所以 $P>0.05$。

(4)推断下结论。

在 $\alpha=0.05$ 水准下,不拒绝 H_0,没有足够理由认为两种疫情的不良反应率不同。

小结

计数资料统计推断的内容,包括参数估计和假设检验。参数估计主要指总体率的估计,常用 95%CI 来表示。假设检验主要用 u 检验、χ^2 系列假设检验方法和 Fisher 确切概率法。其不同设计类型的方法具体见书末思维导图 1 和思维导图 2。

练习题

一、判断题,如果错误,请说明理由

1.样本率与已知总体率比较的假设检验的无效假设是:样本率代表的总体率与已知总体率相等。 (　　)

2.多样本率间的两两比较,可以采用 χ^2 分割法。 (　　)

3.两组等级资料等级程度的比较可以采用 χ^2 检验。 (　　)

二、单选题

1.当四格表的周边合计不变时,如果某个格的实际频数有变化,则其理论频数 (　　)

    A. 增大   B. 减小

    C. 不变   D. 随该格实际频数的增减而增减

2.四格表中四个格子基本数字是 (　　)

    A. 两个样本率的分子和分母   B. 两个构成比的分子和分母

    C. 两对实测数和理论数   D. 两组资料的实测阳性绝对数和阴性绝对数

三、讨论题

1.二分类资料的假设检验有哪些检验方法?

2.组间构成比的比较宜采用什么推断方法?

3.率的抽样误差采用什么指标进行描述?

第七章 秩和检验

前面介绍的 t 检验和方差分析都是在资料的分布已知的情况下,对资料的分布参数进行估计或进行假设检验。如果资料的分布未知,或资料的分布类型不满足,或资料为等级资料,那么可以考虑使用非参数统计分析方法。

第一节 秩和检验的特点及适用范围

一、参数统计与非参数统计

参数统计是在资料的分布已知的情况下,对资料的分布参数进行估计或进行假设检验的统计分析方法。非参数统计是对资料的分布没有任何限制,是对总体分布进行假设检验的方法。秩和检验(rank test)是通过编制秩次,求秩和来构造统计量的一种非参数统计方法。

7.1

一、秩和检验的特点

1.秩和检验适用范围广,可以用于计量资料和等级资料的统计推断。

2.当资料满足参数统计时采用秩和检验会降低检验效能。

3.秩和检验中确定 P 值的方法与参数统计确定 P 值的方法不一样。

4.秩和检验构造统计量比较方便。

5.秩和检验属于非参数统计方法。

三、秩和检验适用范围

当资料属于以下一种或一种以上情况时,该选用秩和检验:①偏态分布资料;②方差不齐资料;③开口资料;④有特异点资料;⑤分布不明确资料;⑥等级资料。

第二节 配对设计的秩和检验

若配对设计资料差值不服从正态分布,则可以选用配对设计秩和检验。其无效假设 $H_0:M_d=0$,备择假设 $H_1:M_d\neq0$,检验统计量的计算公式为:

$$u = \frac{\mid T_+ - T_- \mid}{\sqrt{\sum_{i=1}^{n} R_{d_i}^2}} \tag{7-1}$$

7.2

式中,T_+ 和 T_- 分别是正的秩和和负的秩和,R_{d_i} 表示第 i 个差值的秩次。

【例 7-1】患者参加健康管理前后低密度脂蛋白(LDL)的含量见表 7-1。试推断健康管理是否改变患者的 LDL。

表 7-1　10 名患者参加健康管理前后 LDL 的含量

患者	健康管理前/(mg/dl)	健康管理后/(mg/dl)	差值/(mg/dl)	正的秩和	负的秩和
1	158	168	10	9	
2	132	130	−2		4
3	147	151	4	7	
4	135	139	4	8	
5	134	145	11	10	
6	143	140	−3		6
7	156	153	−3		5
8	149	147	−2		3
9	134	133	−1		2
10	147	146	−1		1
合计	—	—		34	21

本资料为计量资料,设计类型为配对设计,差值不服从正态分布(Shapiro-Wilk 检验,$w \approx 0.85, P = 0.022$),所以该采用配对设计秩和检验,其假设检验的基本步骤为:

(1)建立假设,给出检验水准 α。

无效假设 $H_0 : M_d = 0$,备择假设 $H_1 : M_d \neq 0, \alpha = 0.05$。

(2)求差值,编秩次,求正秩和 T_+、负秩和 T_-,构造统计量。

本例 $T_+ = 34$,$T_- = 21$,$\sum_{i=1}^{n} R_{d_i}^2 = 252.0997$,代入公式(7-1),得

$$u = \frac{|T_+ - T_-|}{\sqrt{\sum_{i=1}^{n} R_{d_i}^2}} = \frac{|34 - 21|}{\sqrt{252.0997}} \approx 0.82$$

(3)查 u 临界值表,确定 P 值。

查附表 1,得 $u_{0.05/2} = 1.96$。因为 $u \approx 0.82 < u_{0.05/2} = 1.96$,所以 $P > 0.05$。

(4)推断下结论。

在 $\alpha = 0.05$ 检验水准下,不拒绝 H_0,没有足够理由认为健康管理能改变 LDL。

注:使用公式(7-1)来构造统计量的方法不受样本含量的限制,优点是不需要专门的配对设计秩和检验的临界值表。

第三节　完全随机设计两样本比较的秩和检验

若两组完全随机设计的资料不服从正态分布或方差不齐,或是开口资料,或是分布类型不明的资料,或是有特异点的资料,或是等级资料,则可以选用完全随机设计两样本比较的 Wilcoxon 秩和检验。

其无效假设 H_0:要比较的两组资料的总体分布相同,备择假设 H_1:要比较的两组资料的总体分布不同,检验统计量的计算公式为:

7.3

$$u = \frac{|\overline{T}_1 - \overline{T}_2|}{\sqrt{s^2 \left(\frac{1}{n} + \frac{1}{n_2} \right)}} \tag{7-2}$$

式中,$\overline{T}_1$ 和 $\overline{T}_2$ 分别是两组的平均秩和,s 为两组秩次的标准差,n_1 和 n_2 分别是两组的样本含量。

【例7-2】不同牙龈红肿情况与牙周炎的患病情况见表 7-2。问:牙龈红肿与牙周炎之间是否有关?

表 7-2　牙龈红肿与牙周炎之间的关系

牙龈红肿	重	中	轻	合计
＋	18	82	64	164
－	50	80	29	159
合计	68	162	93	323

本例牙周炎患病情况为等级资料,设计类型为完全随机设计,比较两组的牙周炎严重程度宜采用 Wilcoxon 秩和检验。若选用 2×3 的 χ^2 检验,则得到的结论是两组牙周炎严重程度的构成是否相同,而不是得到两组牙周炎严重程度是否有差别。

假设检验的基本步骤如下:

(1)建立假设,给出检验水准 α。

H_0:两组牙周炎严重程度相同,H_1:两组牙周炎严重程度不同,$\alpha=0.05$。

(2)编秩次,求各组的秩和,构造统计量。

由表 7-3 可得 $T_1=30608,T_2=21718,s=85.6223$,代入公式(7-2)计算统计量 u 值,可得

$$u=\frac{|\overline{T}_1-\overline{T}_2|}{\sqrt{s^2\left(\dfrac{1}{n_1}+\dfrac{1}{n_2}\right)}}=\frac{\left|\dfrac{30608}{164}-\dfrac{21718}{159}\right|}{\sqrt{85.6223^2\times\left(\dfrac{1}{164}+\dfrac{1}{159}\right)}}\approx5.25$$

表 7-3　两组疗效比较的 Wilcoxon 秩和检验计算结果

牙周炎	牙龈红肿	非牙龈红肿	合计	秩次范围	平均秩次	秩和 牙龈红肿	秩和 非牙龈红肿
重	18	50	68	1~68	34.5	621	1725
中	82	80	162	69~230	149.5	12259	11960
轻	64	29	93	231~323	277	17728	8033
合计	164	159	323	—	—	30608	21718

(3)查 u 临界值表,确定 P 值。

查附表 1,得 $u_{0.05/2}=1.96$。因为 $u\approx5.25>u_{0.05/2}=1.96$,所以 $P<0.05$。

(4)推断下结论。

在 $\alpha=0.05$ 检验水准下,拒绝 H_0,可以认为两组牙周炎严重程度不同。

注:使用公式(7-2)来构造统计量的方法不受样本含量的限制,结果等价于完全随机设计两样本比较的 Wilcoxon 秩和检验方法,优点是不需要专门的完全随机设计秩和检验的临界值表。

第四节　完全随机设计多样本资料比较的秩和检验

　　若完全随机设计多组资料不满足正态分布或方差齐性，或是开口资料，或是分布类型不明的资料，或是有特异点的资料，或是等级资料，则该选用成组设计多组比较的 Kruskal-Wallis 检验。

7.4

　　H_0：多组资料的总体分布相同，H_1：多组资料的总体分布不同或不全相同。检验统计量计算公式为：

$$u = \frac{\sum_{i=1}^{k} \frac{T_i^2}{n_i} - \frac{n(n+1)^2}{4}}{s^2} \tag{7-3}$$

式中，$T_i(i=1,2,\cdots,k)$ 为第 i 组的秩和，n_i 为第 i 组的样本含量，n 为总的样本含量，s 为秩次的标准差。

　　多重比较的统计量的计算公式为：

$$t = \frac{|\overline{T}_A - \overline{T}_B|}{s_{\overline{T}_A - \overline{T}_B}} = \frac{|\overline{T}_A - \overline{T}_B|}{\sqrt{\frac{s^2(n-1-H)}{n-k}\left(\frac{1}{n_A}+\frac{1}{n_B}\right)}}, \nu = n_A + n_B - 1 \tag{7-4}$$

式中，H 是 Kruskal-Wallis 检验的统计量，s 为秩次的标准差，$\overline{T}_A$ 和 $\overline{T}_B$ 分别是两个比较组的平均秩和，n_A 和 n_B 分别是两个比较组的样本含量，n 是总的样本含量。

　　【例7-3】不同饮食习惯者牙周炎的严重程度见表7-4。试推断不同饮食习惯者牙周炎患病严重程度是否有差别。

表 7-4　不同饮食习惯者牙周炎患病情况

饮食习惯	重	中	轻	合计
荤食为主	3	1	2	6
素食为主	10	8	7	25
荤素均衡	205	565	333	1103
嗜盐	1	9	9	19
合计	219	583	351	1153

本例为完全随机设计等级资料，该选用多组比较的秩和检验方法，其假设检验的基本步骤为：

(1)建立假设，给出检验水准 α。

　　H_0：4 组牙周炎严重程度相同，H_1：4 组牙周炎严重程度不同或不全相同，$\alpha=0.05$。

(2)编秩次，求各组的秩和，构造统计量(表7-5)。

表 7-5　多组资料比较秩和检验的计算表

牙周炎	荤食为主	素食为主	荤素均衡	嗜盐	合计	秩次范围	平均秩次	秩和 荤食为主	秩和 素食为主	秩和 荤素均衡	秩和 嗜盐
重	3	10	205	1	219	1~219	110	330	1100	22550	110
中	1	8	565	9	583	220~802	511	511	4088	288715	4599
轻	2	7	333	9	351	803~1153	978	1956	6846	325674	8802
合计	6	25	1103	19	1153	—	—	2797	12034	636939	13511

　　由表7-5可得 $T_1=2797$，$T_2=12034$，$T_3=636939$，$T_4=13511$，代入公式(7-3)计算统计量 u 值，可得

$$u = \frac{\sum\limits_{i=1}^{k} \dfrac{T_i^2}{n_i} - \dfrac{n(n+1)^2}{4}}{s^2}$$

$$= \frac{\dfrac{2797^2}{6} + \dfrac{12034^2}{25} + \dfrac{636939^2}{1103} + \dfrac{13511^2}{19} - \dfrac{1153 \times (1153+1)^2}{4}}{304.3980^2}$$

$$\approx 6.95$$

（3）查 u 临界值表，确定 P 值。

查附表 1 得 $u_{0.05/2} = 1.96$。因为 $u \approx 6.95 > u_{0.05/2} = 1.96$，所以 $P < 0.05$。

（4）推断下结论。

在 $\alpha = 0.05$ 检验水准下，拒绝 H_0，可以认为 4 组牙周炎严重程度不同或不全相同。

（5）多重比较。

根据表 7-5 中数据，计算各组的平均秩和，得 $\overline{T}_1 = 466.1667$，$\overline{T}_2 = 481.36$，$\overline{T}_3 = 577.4606$，$\overline{T}_4 = 711.1053$，秩次的方差 $s^2 = 92658.151$，代入公式（7-4），分子部分可以表示成如下矩阵上三角形部分：

$$|\Delta \overline{T}| = \begin{pmatrix} 0 & 15.1933 & 111.2939 & 244.9386 \\ & 0 & 370.0661 & 236.4214 \\ & & 0 & 341.0392 \\ & & & 0 \end{pmatrix}$$

其中，$\dfrac{s^2(n-1-H)}{n-k} = 92339.613$，公式（7-4）的分母计算结果表示成矩阵 $s_{\overline{T}_A - \overline{T}_B}$，即

$$s_{\overline{T}_A - \overline{T}_B} = \begin{pmatrix} 138.1543 & 124.4031 & 142.3028 \\ & 744.7463 & 651.7378 \\ & & 141.9779 \end{pmatrix}$$

将以上结果代入公式（7-4），可以得到两两比较的 t 统计量：

$$t = \begin{pmatrix} 0.11 & 0.89 & 1.72 \\ & 0.50 & 0.36 \\ & & 2.40 \end{pmatrix}$$

所以，荤素均衡与嗜盐者牙周炎严重程度不同（$t = 2.40$，$P < 0.05$），其中荤食为主与素食为主（$t = 0.11$，$P > 0.05$）、荤食为主与荤素均衡（$t = 0.89$，$P > 0.05$）、荤食为主与嗜盐（$t = 1.72$，$P > 0.05$）、素食为主与荤素均衡（$t = 0.50$，$P > 0.05$）、素食为主与嗜盐（$t = 0.36$，$P > 0.05$）等组间均未见有统计学差异。

注：使用公式（7-3）来构造统计量的方法不受样本含量的限制，优点是不需要专门的完全随机设计秩和检验的临界值表。

第五节　随机区组设计秩和检验

对于随机区组设计资料，方差分析要求实验误差是服从正态分布的，当数据不符合方差分析的正态分布的前提时，Friedman（1937）建议采用秩方差分析法。Friedman 检验对实验误差没有正态分布的要求，仅仅依赖于每个区

7.5

组内所观测的秩次。Friedman 检验是检验 k 个总体的分布是否有差异。Friedman 提出的检验方法是独立地在每一个区组内各自对数据进行排秩，构造统计量进行假设检验的方法。

假设有 k 个处理和 b 个区组，数据观测值如表 7-6 所示。

表 7-6　随机区组设计资料的数据结构

区组	水平 1	水平 2	……	水平 k
区组 1				
区组 2				
⋮				
区组 b				

一、Friedman 检验

$H_0: \theta_1 = \theta_2 = \cdots = \theta_k$，$H_1: \exists i,j \in 1,2,\cdots,k, \theta_i \neq \theta_j$。

Friedman 统计量计算公式如下：

1. 无结点时的 Friedman 统计量

$$Q = \frac{12}{bk(k+1)} \sum R_{.j}^2 - \frac{12kb(k+1)^2(k-1)}{4k(k+1)(k-1)}$$

$$= \frac{12}{bk(k+1)} \sum R_{.j}^2 - 3b(k+1) \tag{7-5}$$

式中，$Q \sim \chi^2(k-1)$，$R_{.j}$ 为第 j 样本秩和。

2. 有结点时的 Friedman 统计量

当数据有相同秩时，Q 值校正公式为：

$$Q_c = \frac{Q}{1 - \dfrac{\sum\limits_{i=1}^{g} (\tau_i^3 - \tau_i)}{bk(k^2-1)}} \tag{7-6}$$

式中，τ_i 为第 i 个结的长度，g 为结的个数。

Friedman 秩方差分析推论方法如下：

若 $Q \geqslant \chi^2_{a(k-1)}$，$P \leqslant 0.05$，拒绝 H_0，可以认为 k 个样本代表的总体分布差异有统计学意义；若 $Q < \chi^2_{a(k-1)}$，$P > 0.05$，不拒绝 H_0，没有足够理由认为 k 个样本代表的总体分布差异无统计学意义。

【例 7-4】在不同的城市对不同人群进行血液中铅的含量测试，一共有 A，B，C 三个汽车密度不同的城市代表着三种不同的处理（$k=3$），对试验者按职业分四组取血（$b=4$），他们血液中铅的含量列在表 7-7 中，试比较不同的城市居民血液中铅的含量是否有差异？

表 7-7　不同城市不同职业居民血液中铅的含量　　　　　　（单位：$\mu g/100ml$）

职业	城市 A	城市 B	城市 C
职业 1	75(3)	50(2)	41(1)
职业 2	95(3)	75(2)	50(1)
职业 3	50(2)	51(3)	30(1)
职业 4	64(3)	50(2)	35(1)
秩和	11	9	4

假设检验基本步骤如下：

(1)建立假设，给出检验水准 α。

H_0：3 个不同城市居民血液中铅的含量相同；

H_1：3 个不同城市居民血液中铅的含量不同；

$\alpha=0.05$。

(2)选择假设检验方法，计算 Q 统计量。

$$Q = \frac{12}{bk(k+1)}\sum R^2_{\cdot j} - 3b(k+1)$$

$$= \frac{12}{4\times 3\times(3+1)}\times(11^2+9^2+4^2)-3\times 4\times(3+1)$$

$$= \frac{1}{4}\times 218 - 48 = 6.5$$

(3)查 χ^2 临界值表，确定 P 值。

查表得 $\chi^2_{0.05,2}=5.99$。因为 $Q=6.5 > \chi^2_{0.05,2}=5.99$，所以 $P<0.05$。

(4)推断下结论

在 $\alpha=0.05$ 检验水准下，拒绝 H_0，认为不同汽车密度的城市居民的血液中铅的含量差异有统计学意义。

二、Hollander-Wolfe 多重比较

当秩方差分析结果组间差异有统计学意义时，Hollander-Wolfe(1973)提出以下两两样本(处理)间的比较统计量计算公式：

$$D_{ij} = \frac{|R_{\cdot i}-R_{\cdot j}|}{SE} \tag{7-7}$$

式中，$R_{\cdot i}$ 与 $R_{\cdot j}$ 为第 i 与第 j 样本(处理)秩和。有

$$D(b\overline{R_{\cdot j}}) = b^2 \frac{(k+1)(k-1)}{12b}\times\frac{k}{k-1} = \frac{bk(k+1)}{12} \tag{7-8}$$

$$SE = \sqrt{\frac{b^2 k(k+1)}{12}\left(\frac{2}{b}\right)} = \sqrt{\frac{bk(k+1)}{6}} \tag{7-9}$$

若有相同秩，则

$$SE = \sqrt{\frac{bk(k+1)}{6} - \frac{b\sum_{i=1}^{g}(\tau_i^3-\tau_i)}{6(k-1)}} \tag{7-10}$$

式中，τ_i 为同秩观测值个数，g 为同秩组数。

当实测 $|D_{ij}|\geq z_{1-\alpha^*}$ 时，表示两样本间差异有统计学意义，反之则差异无统计学意义，其中 α 为检验水准，$\alpha^* = \frac{2\alpha}{k(k-1)}$，$z_{1-\alpha^*}$ 为标准正态分布的分位数。

例 7-4 中三个不同汽车密度的城市居民的血铅含量差异存在统计学意义。就成对样本比较有 $k(k-1)/2=3(3-1)/2=3$ 种，三个不同汽车密度的城市居民的血铅含量的秩和分别为 $R_{\cdot 1}=11, R_{\cdot 2}=9, R_{\cdot 3}=4$。

在检验水准 $\alpha=0.05$ 下，$b=4, k=3$，则

$$\alpha^* = \frac{0.05\times 2}{3\times(3-1)} = 0.0167, z_{1-0.0167} = z_{0.9833} = 2.13$$

$$SE=\sqrt{\frac{bk(k+1)}{6}}=\sqrt{\frac{4\times3\times(3+1)}{6}}=2.828$$

两两处理的 Hollander-Wolfe 计算结果见表 7-8。

表 7-8　两两处理的 Hollander-Wolfe 计算结果

比较式	$\lvert R._{i}-R._{j}\rvert$	D_{ij}	P
A vs B	2	0.7072	>0.05
A vs C	7	2.475*	<0.05
B vs C	5	1.768	>0.05

注：$SE=2.828$，$z_{1-0.0167}=2.13$。* 表示有统计学意义。

结论：3 个不同汽车密度的城市居民的血铅含量比较，仅 A 与 C 有差异，其他城市居民血铅含量间差异无统计学意义。

小结

1.秩和检验适用于计量资料和等级资料。不同设计类型资料的具体方法可见思维导图 1 和思维导图 2。

2.采用秩和检验分析计量资料前，应考虑资料是否满足参数统计的条件，如果满足参数统计条件，那么首选方法应该是参数统计方法，否则会降低统计分析效能。

练习题

一、判断题，如果错误，请说明理由

1.任何类型资料的组间比较都可采用秩和检验。　　　　　　　　　　（　　）

2.多组计量资料的比较，当分布类型不清时，应选择 Kruskal-Wallis H 检验。（　　）

3.研究两种治疗方法疗效(优、良、中、差)的差别，可用秩和检验。　（　　）

二、单选题

1.两独立样本 Wilcoxon 秩和检验的无效假设是　　　　　　　　　　（　　）

　　A.两样本秩和相同　　　　　　　　B.两总体分布位置相同

　　C.两样本分布位置相同　　　　　　D.两总体秩和相同

三、多选题

1.对成组设计两样本比较的秩和检验，描述正确的是　　　　　　　　（　　）

　　A.将两组数据统一由小到大编秩

　　B.遇到相同数据，若在同一组，按顺序编秩

　　C.遇到相同数据，若不在同一组，按顺序编秩

　　D.遇到相同数据，若不在同一组，取其平均秩次

四、讨论题

1.简述等级资料的统计分析方法。

2.简述秩和检验的特点和适用范围。

3.简述参数统计与非参数统计的区别。

第八章 线性相关与回归

一切客观事物之间是互相联系的和具有内部规律的,而且每一事物的运动都与它的周围其他事物互相联系着和互相影响着。从辩证唯物论的观点来看,变量与变量是互相联系的,互相依存的,从而它们之间存在着一定的关系。从统计学角度来看,两个变量之间最简单的线性关系可以采用线性相关或线性回归来分析。

第一节 线性相关

线性相关(linear correlation)是研究呈线性关系的两个变量的一种定量分析方法。如果资料服从双变量正态分布,那么可以选用 Pearson 相关分析,否则,可以选用 Spearman 相关分析。

一、相关分析的统计描述

相关分析的统计描述方法有统计表、散点图(也称相关图)和相关系数。为了保护原始数据,建议使用散点图与相关系数。相关系数(correlation coefficient)是描述两个变量之间的线性相关程度和相关方向的定量指标。

(一)Pearson 相关系数

统计量一般用字母 r 表示,参数用希腊字母 ρ 表示,用来度量两个变量间的线性关系。其计算公式为:

$$r = \frac{\text{Cov}(x,y)}{\sqrt{\text{Var}(x) \cdot \text{Var}(y)}} = \frac{l_{xy}}{\sqrt{l_{xx}l_{yy}}} = \frac{\sum\limits_{i=1}^{n}(x_i - \bar{x})(y_i - \bar{y})}{\sqrt{\sum\limits_{i=1}^{n}(x_i - \bar{x})^2(y_i - \bar{y})^2}} \tag{8-1}$$

式中,$\text{Cov}(x,y)$ 为 x 与 y 的协方差,$\text{Var}(x)$ 为 x 的方差,$\text{Var}(y)$ 为 y 的方差。

$|r| \leqslant 1$,$|r|$ 越大,说明两变量之间的密切程度越大,$|r|$ 越小,说明两变量之间的密切程度越小。r 的符号表示相关的方向,$r > 0$,表示两个变量呈正相关,$r = 0$,表示两个变量呈零相关,$r < 0$,表示两个变量呈负相关。

【例 8-1】2020 年,某地 87 名居民对身心健康和物质条件的满意情况评分(注:1~10 分)散点图见图 8-1,运行 SPSS 软件所得 Pearson 相关分析结果见表 8-1。试描述两者之间的关系。

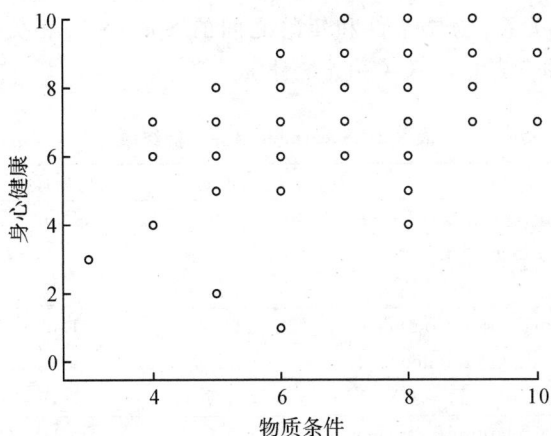

图 8-1 2020 年某地 87 名居民对身心健康和物质条件满意情况自我评分的散点图

表 8-1 Pearson 相关分析结果

		身心健康	物质条件
	Pearson Correlation	1	.620**
身心健康	Sig. (2-tailed)		.000
	N	87	87
	Pearson Correlation	.620**	1
物质条件	Sig. (2-tailed)	.000	
	N	87	87

**. Correlation is significant at the 0.01 level (2-tailed).

从图 8-1 可见,居民的物质条件越好,身心健康的评分也越高,居民身心健康和物质条件的满意情况评分两者之间呈正相关关系。从表 8-1 可见,居民身心健康和物质条件的满意情况评分两者之间的 Pearson 相关系数 $r=0.620$,$P<0.05$,居民身心健康和物质条件的满意情况评分两者之间呈正相关关系。

(二)Spearman 相关系数

当资料不满足双变量正态分布,即双变量计量资料不呈双变量正态分布,或一个变量是计量资料,另一个是等级资料,或者两个都是等级资料时,该选用 Spearman 相关系数来描述,其统计量用字母 r_s 表示,参数用希腊字母 ρ_s 表示。Spearman 相关系数计算方法是:先将 x 与 y 分别按照其大小进行排序编制秩次,得 R_{xi} 和 R_{yi},$i=1,2,\cdots,n$,然后按照公式(8-2)进行计算:

$$r_s = \frac{\text{Cov}(R_x, R_y)}{\sqrt{\text{Var}(R_x) \cdot \text{Var}(R_y)}} = \frac{\sum_{i=1}^{n}(R_{xi} - \overline{R}_x)(R_{yi} - \overline{R}_y)}{\sqrt{\sum_{i=1}^{n}(R_{xi} - \overline{R}_x)^2(R_{yi} - \overline{R}_y)^2}} \tag{8-2}$$

式中,$\overline{R}_x$ 和 $\overline{R}_y$ 分别为 x 与 y 的平均秩次。

【例 8-2】2020 年,某地 87 名居民身心健康、物质条件的满意情况评分(注:1~10 分)与年龄段之间的关系,运行 SPSS 软件得到 Spearman 相关分析结果,见表 8-2。试描述两者之间的关系。

从表 8-2 可见,居民身心健康和年龄之间的 Spearman 相关系数 $r_s=-0.008$,居民身心健康和年龄呈负相关关系;物质条件和年龄之间的 Spearman 相关系数 $r_s=0.018$, $P=0.871$,居民物质条件和年龄的相关关系无统计学意义。

表 8-2　Spearman 相关分析结果

		身心健康	物质条件	年龄段
身心健康	Correlation Coefficient	1.000	.595**	−.008
	Sig. (2-tailed)	.	.000	.940
	N	87	87	87
物质条件	Correlation Coefficient	.595**	1.000	.018
	Sig. (2-tailed)	.000	.	.871
	N	87	87	87
年龄段	Correlation Coefficient	−.008	.018	1.000
	Sig. (2-tailed)	.940	.871	.
	N	87	87	87

**. Correlation is significant at the 0.01 level (2-tailed).

二、Pearson 相关系数 ρ 的 $100(1-\alpha)\%$CI 估计

R. A. Fisher 首次提出对相关系数 r 进行反双曲正切函数转化:

$$z=\mathrm{arctan}h(r)=\frac{1}{2}\ln\left(\frac{1+r}{1-r}\right) \tag{8-3}$$

当样本含量 $n\geqslant25$ 时,$z\sim N\left(\frac{1}{2}\ln\left(\frac{1+\rho}{1-\rho}\right),\frac{1}{n-3}\right)$。

根据正态近似法可以得到 z 的 $100(1-\alpha)\%$CI 为:

$$\frac{1}{2}\ln\left(\frac{1+r}{1-r}\right)\pm u_{\alpha/2}\sqrt{\frac{1}{n-3}} \tag{8-4}$$

然后,将公式(8-4)中上限和下限值分别代入双曲函数 $r=\tanh(z)=\dfrac{\mathrm{e}^{2z}-1}{\mathrm{e}^{2z}+1}$,可以得到 ρ 的 $100(1-\alpha)\%$CI 为:

$$\frac{\mathrm{e}^{2\left[\frac{1}{2}\ln\left(\frac{1+r}{1-r}\right)-u_{\alpha/2}\sqrt{\frac{1}{n-3}}\right]}-1}{\mathrm{e}^{2\left[\frac{1}{2}\ln\left(\frac{1+r}{1-r}\right)-u_{\alpha/2}\sqrt{\frac{1}{n-3}}\right]}+1}\sim\frac{\mathrm{e}^{2\left[\frac{1}{2}\ln\left(\frac{1+r}{1-r}\right)+u_{\alpha/2}\sqrt{\frac{1}{n-3}}\right]}-1}{\mathrm{e}^{2\left[\frac{1}{2}\ln\left(\frac{1+r}{1-r}\right)+u_{\alpha/2}\sqrt{\frac{1}{n-3}}\right]}+1} \tag{8-5}$$

【例 8-3】求例 8-1 中居民身心健康和物质条件的满意情况评分两者之间的 Pearson 相关系数 ρ 的 95%CI。

计算步骤如下:

(1)对相关系数 r 进行反双曲正切函数转化:

$$z=\mathrm{arctan}h(r)=\frac{1}{2}\ln\left(\frac{1+r}{1-r}\right)=\frac{1}{2}\ln\left(\frac{1+0.620}{1-0.620}\right)\approx0.7250$$

(2)根据正态近似法可以得到 z 的 95%CI:

$$\frac{1}{2}\ln\left(\frac{1+r}{1-r}\right)\pm u_{\alpha/2}\sqrt{\frac{1}{n-3}}=0.7250\pm1.96\times\sqrt{\frac{1}{87-3}}\approx0.5111\sim0.9389$$

(3)将公式(8-4)中上限和下限值分别代入双曲函数 $r=\tanh(z)=\dfrac{\mathrm{e}^{2z}-1}{\mathrm{e}^{2z}+1}$,可以得到 ρ 的 95%CI:$0.47\sim0.73$。

三、相关分析的假设检验

考虑到抽样误差的存在,需对总体相关系数是否为0进行假设检验。

1. Pearson 相关系数的假设检验,其统计量的计算公式为:

$$t_r = \frac{|r-0|}{s_r} = \frac{|r|}{\sqrt{\dfrac{1-r^2}{n-2}}}, \nu = n-2 \tag{8-6}$$

式中,s_r 为 r 的标准误。

【例 8-4】对例 8-1 中居民身心健康和物质条件的满意情况评分之间的关系系数进行假设检验。

检验步骤为:

(1)建立假设,给出检验水准 α。

无效假设 $H_0 : \rho = 0$,备择假设 $H_1 : \rho \neq 0, \alpha = 0.05$。

(2)选择 t 检验,求 t 统计量。

$$t_r = \frac{|r-0|}{s_r} = \frac{|r|}{\sqrt{\dfrac{1-r^2}{n-2}}}$$

$$= \frac{0.620}{\sqrt{\dfrac{1-0.620^2}{87-2}}} \approx 7.29$$

$$\nu = 87 - 2 = 85$$

(3)查 t 临界值表,确定 P 值。

查表得 $t_{0.05/2,85} \approx 1.66$。因为 $t_r \approx 7.29 > t_{0.05/2,85} \approx 1.66$,所以 $P < 0.05$。

(4)推断下结论。

在 $\alpha = 0.05$ 检验水准下,拒绝 H_0,没有足够理由认为居民身心健康和物质条件的满意情况评分之间呈线性相关关系。

此外,从表 8-1 SPSS 运行结果可以看出,居民身心健康和物质条件的满意情况评分两者之间的 Pearson 相关系数 $r = 0.620, P = 0.000$,在 $\alpha = 0.05$ 检验水准下,可以认为居民身心健康和物质条件的满意情况评分两者之间呈正相关关系。

当 $n \leqslant 50$ 时,可以通过查表法对 Pearson 相关系数 ρ 是否为0进行推断。

2. Spearman 相关系数的假设检验,当 $n > 50$ 时,其统计量的计算公式为:

$$t_{r_s} = \frac{|r_s - 0|}{s_{r_s}} = \frac{|r_s|}{\sqrt{\dfrac{1-r_s^2}{n-2}}}, \nu = n-2 \tag{8-7}$$

【例 8-5】对例 8-2 中居民身心健康、物质条件的满意情况评分与年龄段之间的关系系数进行假设检验。

检验步骤为:

(1)建立假设,给出检验水平 α。

无效假设 $H_0 : \rho_s = 0$,备择假设 $H_1 : \rho_s \neq 0, \alpha = 0.05$。

(2)选择 t 检验,求 t 统计量。

$$t_{r_s} = \frac{|r_s - 0|}{s_{r_s}} = \frac{|r_s|}{\sqrt{\dfrac{1 - r_s^2}{n - 2}}}$$

$$= \frac{0.008}{\sqrt{\dfrac{1 - 0.008^2}{87 - 2}}} \approx 0.07$$

$$\nu = 87 - 2 = 85$$

（3）查 t 临界值表，确定 P 值。

查表得 $t_{0.05/2,85} \approx 1.66$。因为 $t_{r_s} \approx 0.07 < t_{0.05/2,85} \approx 1.66$，所以 $P > 0.05$。

（4）推断下结论。

在 $\alpha = 0.05$ 检验水准下，不拒绝 H_0，没有足够理由认为居民身心健康和年龄呈线性相关关系。

此外，从表 8-2 所示 SPSS 运行结果可以看出，居民身心健康和年龄之间的 Spearman 相关系数 $r_s = -0.008$，$P = 0.940$，在 $\alpha = 0.05$ 水准下，没有足够理由认为居民身心健康和年龄呈线性相关关系；同理，物质条件和年龄之间的 Spearman 相关系数 $r_s = 0.871$，$P = 1.000$，在 $\alpha = 0.05$ 水准下，没有足够理由认为居民物质条件和年龄呈线性相关关系。

当 $n \leqslant 50$ 时，可以通过查表法对 Spearman 相关系数 ρ_s 是否为 0 进行推断。

第二节　线性回归

线性回归（linear regression）是分析两个因果变量之间线性关系的一种定量分析方法。表示结果的变量叫因变量（dependent variable）或相依变量，记为 y；表示原因的变量叫自变量（independent variable），记为 x。

一、线性回归方程

线性回归分析的统计描述方法有统计表、散点图和数学模型。为了保护原始数据，不建议使用统计表。线性回归分析中的数学模型是线性回归方程：

$$y_i = \beta_0 + \beta_1 x_i + \varepsilon_i, i = 1, 2, \cdots, n \tag{8-8}$$

式中，β_0 为截距，即常数项；β_1 为回归系数，即斜率；ε_i 为独立的随机误差，$\varepsilon_i \sim N(0, \sigma^2)$，$\mathrm{Cov}(\varepsilon_i, \varepsilon_j) = 0$，$i, j = 1, 2, \cdots, n$。

线性回归自变量 x 是可以测量并可以控制的变量，其观察值不存在随机误差。由于因变量 y 是独立的随机误差的线性函数，所以 y 也是独立的随机变量：

$$\hat{y}_i = b_0 + b_1 x_i, i = 1, 2, \cdots, n \tag{8-9}$$

式中，$\hat{y}_i \sim N(\beta_0 + \beta_1 x_i, \sigma^2)$，$\mathrm{Cov}(y_i, y_j) = 0$，$i, j = 1, 2, \cdots, n$。

二、回归方程的建立

可以采用最小二乘法，即每一个点到回归线的纵向距离平方和最小为原则，求出线性回归方程中的 b_0 和 b_1 两个参数，其计算公式为：

$$\begin{cases} b_1 = \dfrac{\sum\limits_{i=1}^{n}(x_i - \bar{x})(y_i - \bar{y})}{\sum\limits_{i=1}^{n}(x_i - \bar{x})^2} \\ b_0 = \bar{y} - b_1 \bar{x} \end{cases} \tag{8-10}$$

【例 8-6】某高校某班级 102 名本科生"医学统计学"课程考试成绩与总评成绩的散点图见图 8-2,运行 SPSS 软件后主要结果见表 8-3、表 8-4,试描述两者之间的关系,并写出回归方程。

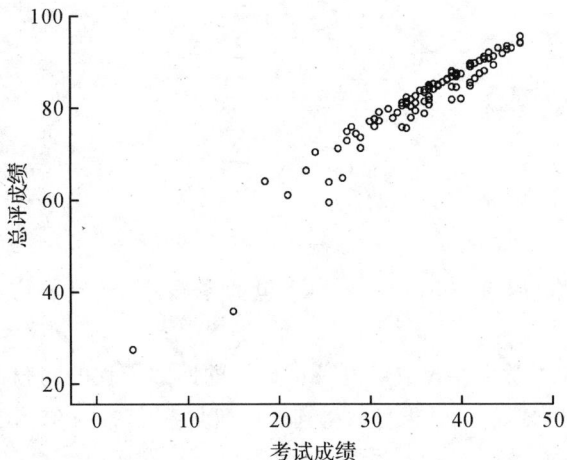

图 8-2　某高校某班学生"医学统计学"课程的考试成绩与总评成绩的散点图

表 8-3　线性回归模型拟合基本情况

Model	R	R Square	Adjusted R Square	Std. Error of the Estimate	Change Statistics				
					R Square Change	F Change	df1	df2	Sig. F Change
1	.954[a]	.910	.909	3.124	.910	1012.114	1	100	.000

a. Predictors:(Constant),考试成绩

表 8-4　线性回归模型的估计结果

Model	Unstandardized Coefficients		Standardized Coefficients	t	Sig.	95.0% Confidence Interval for B	
	B	Std. Error	Beta			Lower Bound	Upper Bound
1 (Constant)	31.180	1.624		19.194	.000	27.957	34.403
考试成绩	1.410	.044	.954	31.814	.000	1.322	1.498

a. Dependent Variable:总评成绩

从如图 8-2 所示的散点图可知,学生总评成绩与考试成绩呈线性关系,考试成绩越高,总评成绩越好。

设考试成绩为 x,总评成绩为 y,根据表 8-4,运行 SPSS 后的结果可以得到其线性回归方程为:

$$\hat{y} = 31.18 + 1.41x$$

三、回归系数的统计推断

(一)回归系数 β_1 的 $100(1-\alpha)\%CI$

获得回归参数的估计值后,可进一步对回归参数进行统计推断。

因为 $b_1 \sim N\left[\beta_1, \left(\dfrac{\sigma}{\sqrt{\sum\limits_{i=1}^{n}(x_i-\bar{x})^2}}\right)^2\right]$,

其中 σ 通常未知,$s_{b_1} = \hat{\sigma}_{b_1} = \sqrt{\dfrac{MSE}{SS_x}} = \sqrt{\dfrac{\dfrac{\sum\limits_{i=1}^{n}(y_i-\hat{y}_i)^2}{n-2}}{\sum\limits_{i=1}^{n}(x_i-\bar{x})^2}}$,

所以回归系数 β_1 的 $100(1-\alpha)\%$CI 为:

$$b_1 \pm t_{\alpha/2,\nu}s_{b_1} \tag{8-11}$$

所以如果回归系数 β_1 的 $100(1-\alpha)\%$CI 包括零,表明 y 与 x 之间不存在简单线性回归关系。

【例 8-7】求例 8-6 中学生总评成绩对考试成绩的回归方程的回归系数 β_1 的 95%CI。

根据表 8-4,运行 SPSS 后的结果可以得到线性回归系数 β_1 的 95%CI 为 $1.322\sim1.498$。

(二)t 检验

回归系数 β_1 是否为零的假设检验可以使用 t 检验,其统计量计算公式为:

$$t_{b_1} = \frac{b_1}{s_{b_1}}, \nu = n-2 \tag{8-12}$$

【例 8-8】对例 8-6 的回归系数进行假设检验。

检验步骤为:

(1)建立假设,给出检验水准 α。

无效假设 $H_0: \beta_1 = 0$,备择假设 $H_1: \beta_1 \neq 0$,$\alpha = 0.05$。

(2)选择 t 检验,求 t 统计量。

$$t_{b_1} = \frac{b_1}{s_{b_1}} = \frac{1.4097}{0.0443} \approx 31.82, \nu = n-2 = 100$$

(3)查 t 临界值表,确定 P 值。

查表得 $t_{0.05/2,100} \approx 1.96$。因为 $t_{b_1} \approx 31.82 > t_{0.05/2,100} \approx 1.96$,所以 $P<0.05$。

(4)推断下结论。

在 $\alpha=0.05$ 检验水准下,拒绝 H_0,认为学生总评成绩与考试成绩呈线性回归关系。

(三)方差分析

方差分析是将总变异分解成不同来源的变异,并比较各种变异在总变异中的重要性的一种统计分析方法。对于简单线性回归分析,可将因变量 y 的总变异分解为归因于对自变量 x 的线性回归的变异和归因于随机误差的残差变异,即

$$y_i - \bar{y} = -\bar{y} + y_i = \hat{y}_i - \bar{y} + y_i - \hat{y}_i \tag{8-13}$$

为了分析变异的来源,将公式(8-13)两边平方再求和,推导出:

y 总离均差平方和(sum of squares of total deviations from mean,SST)=回归平方和(regression sum of squares,SSR)+残差平方和(residual sum of squares,SSE)。

$$SST = \sum_{i=1}^{n}(y_i-\bar{y})^2$$

$$= \sum_{i=1}^{n} \left[(\hat{y}_i - \bar{y}) + (y_i - \hat{y}_i) \right]^2$$

$$= \sum_{i=1}^{n} (\hat{y}_i - \bar{y})^2 + \sum_{i=1}^{n} (y_i - \hat{y}_i)^2 + 2 \sum_{i=1}^{n} (\hat{y}_i - \bar{y})(y_i - \hat{y}_i)$$

$$= \sum_{i=1}^{n} (\hat{y}_i - \bar{y})^2 + \sum_{i=1}^{n} (y_i - \hat{y}_i)^2$$

$$= SSR + SSE \tag{8-14}$$

式中，$\sum_{i=1}^{n} (\hat{y}_i - \bar{y})(y_i - \hat{y}_i) = \sum_{i=1}^{n} \hat{y}_i \varepsilon_i - \bar{y} \sum_{i=1}^{n} \varepsilon_i = 0$，这是由残差的特征所决定的。

对于变异的分解，相应地，总的自由度也可以分解成回归平方和自由度和残差平方和自由度，即 $\nu_T = \nu_R + \nu_E$，其中 $\nu_T = n-1, \nu_R = 1, \nu_E = n-2$。

因为均方（mean square, MS）等于离均差平方和（sum of squares of deviations from mean）除以自由度，所以回归均方得：

$$MSR = SSR/\nu_R, MSE = SSE/\nu_E \tag{8-15}$$

当回归系数无效假设 H_0 时，$F = \dfrac{MSR}{MSE} \sim F_{(1, n-2)}$，因此，可以使用 F 检验来推断回归系数是否有统计学意义。

【例 8-9】使用方差分析方法来分析例 8-1 的学生总评成绩与考试成绩之间线性回归关系的结果见表 8-5，试做统计推断。

表 8-5　线性回归模型方差分析结果[a]

	Model	Sum of Squares	df	Mean Square	F	Sig.
1	Regression	9877.245	1	9877.245	1012.114	.000[b]
	Residual	975.902	100	9.759		
	Total	10853.148	101			

a. Dependent Variable：总评成绩；b. Predictors：(Constant)，考试成绩

从表 8-5 所示结果可见，方差分析的结果为 $F = 1012.11, P = 0.000$，在 $\alpha = 0.05$ 水准下，拒绝 $H_0 : b_1 = 0$，可以认为学生总评成绩与考试成绩呈线性回归关系。

简单回归平方和与总离均差平方和的比值定义为决定系数（coefficient of determination），记为 r^2，即 $r^2 = \dfrac{SSR}{SST}$，它表示因变量 y 对自变量 x 的线性回归所能解释的变异占总变异的比例。

从表 8-3 所示结果可见，$r^2 = 0.91$，说明学生总评成绩变异中约 91% 变异可以由考试成绩的变异来解释。

第三节　应用线性相关与回归的注意事项

一、线性相关与回归的区别与联系

线性相关与回归的联系：①线性相关与线性回归都是双变量分析方法，②两变量之间的关系均是线性关系。

8.3

线性相关与回归的区别：①适用条件不同。线性相关适用于两变量之间的相互关系，即伴随关系；线性回归适用于两变量之间的因果关系，即相依关系或依存关系。②资料要求不同。线性相关要求双变量正态分布；线性回归要求因变量 y 是正态分布，自变量 x 是可以测量并控制的变量。

二、注意事项

1. 线性相关与线性回归是两种不同的方法，需要根据专业知识来判断应该选用哪一种方法。伴随关系分析用相关分析，因果关系分析用回归分析。

2. 分析之前需要先做散点图，只有呈线性关系才可以进行线性相关与回归分析。

3. 回归方程直线严格来说是回归方程线段。以自变量 x 取值范围来确定回归线段长短和横向位置，不能随意向两边延伸。

4. 进行线性相关与线性回归分析的两个变量之间的关系需要有实际意义，不能随便将两个有数量的变量进行线性相关与回归。如研究身高与健康或疾病之间的关系没有实际意义，不能以身高为自变量，以某个生理或生化指标为因变量进行回归分析，但是若身高与体重结合计算体质指数（BMI），可以来表示研究对象的体型，从而判断其是否肥胖，进一步研究肥胖对健康的影响，这样的医学研究就有实际意义。

小结

1. 本章内容主要包括线性相关与线性回归，这是两种不同方法，是最简单的两因素分析方法。

2. 线性相关的分析思路是：作散点图判断两变量之间是否有线性关系；接着，计算相关系数进行描述；然后，对总体相关系数是否为零进行假设检验。

3. 线性回归的分析思路是：作散点图判断两变量之间是否有线性关系；接着，建立回归方程；然后，对总体回归系数是否为零进行假设检验。

练习题

一、判断题，如果错误，请说明理由

1. 简单线性回归是两个有依存关系的变量之间关系的一种统计描述分析。（　　）

2. 选择组间均衡性比较方法与组间差异性比较方法思路是一致的。（　　）

3. 对同一资料，如相关分析算出的 r 值越大，则回归分析算出的 b 也越大。（　　）

4. 直线回归反映两变量间的依存关系，而直线相关反映两变量间的相互直线关系。（　　）

5. 直线回归要求 x 与 y 都服从正态分布。（　　）

二、讨论题

1. 简述线性相关与线性回归的分析思路。

2. 简述线性相关与线性回归的区别与联系。

3. 使用线性相关与回归时应注意哪些事项？

附　表

附表 1　标准正态分布临界值表(即 u 临界值表)

u	0	1	2	3	4	5	6	7	8	9
0.0	.0000	.0040	.0080	.0120	.0160	.0199	.0239	.0276	.0319	.0359
0.1	.0398	.0438	.0478	.0517	.0557	.0596	.0636	.0675	.0714	.0754
0.2	.0793	.0832	.0871	.0910	.0948	.0987	.1026	.1064	.1103	.1141
0.3	.1179	.1217	.1255	.1293	.1331	.1368	.1406	.1443	.1480	.1517
0.4	.1554	.1591	.1628	.1664	.1700	.1736	.1772	.1808	.1844	.1879
0.5	.1915	.1950	.1985	.2019	.2054	.2088	.2123	.2157	.2190	.2224
0.6	.2258	.2291	.2324	.2357	.2389	.2422	.2454	.2486	.2518	.2549
0.7	.2580	.2612	.2642	.2673	.2704	.2734	.2764	.2794	.2823	.2852
0.8	.2881	.2910	.2939	.2967	.2996	.3023	.3051	.3078	.3106	.3133
0.9	.3159	.3186	.3212	.3238	.3264	.3289	.3316	.3340	.3365	.3389
1.0	.3413	.3438	.3461	.3485	.3508	.3531	.3554	.3577	.3599	.3621
1.1	.3643	.3665	.3686	.3708	.3729	.3749	.3770	.3790	.3810	.3830
1.2	.3849	.3869	.3888	.3907	.3925	.3944	.3962	.3980	.3997	.4015
1.3	.4032	.4049	.4066	.4082	.4099	.4115	.4131	.4147	.4162	.4177
1.4	.4192	.4207	.4222	.4236	.4251	.4265	.4270	.4292	.4306	.4319
1.5	.4332	.4345	.4357	.4370	.4382	.4394	.4406	.4418	.4429	.4441
1.6	.4452	.4463	.4474	.4484	.4495	.4505	.4515	.4525	.4535	.4545
1.7	.4554	.4564	.4573	.4582	.4591	.4599	.4608	.4616	.4625	.4633
1.8	.4641	.4649	.4656	.4664	.4671	.4678	.4686	.4693	.4699	.4706
1.9	.4713	.4719	.4726	.4732	.4733	.4744	.4750	.4756	.4761	.4767
2.0	.4772	.4778	.4783	.4788	.4793	.4798	.4803	.4808	.4812	.4817
2.1	.4821	.4826	.4830	.4834	.4838	.4842	.4846	.4850	.4854	.4857
2.2	.4861	.4864	.4868	.4871	.4875	.4878	.4881	.4884	.4887	.4890
2.3	.4893	.4896	.4898	.4901	.4904	.4906	.4909	.4911	.4913	.4916
2.4	.4918	.4920	.4922	.4925	.4927	.4929	.4931	.4932	.4934	.4936
2.5	.4938	.4940	.4941	.4943	.4945	.4946	.4948	.4949	.4951	.4952
2.6	.4953	.4955	.4956	.4957	.4959	.4960	.4961	.4962	.4963	.4964
2.7	.4965	.4966	.4967	.4968	.4960	.4970	.4971	.4972	.4973	.4974
2.8	.4974	.4975	.4976	.4977	.4977	.4978	.4979	.4979	.4980	.4981
2.9	.4981	.4982	.4982	.4983	.4984	.4984	.4985	.4985	.4986	.4986
3.0	.4987	.4987	.4987	.4988	.4998	.4989	.4989	.4989	.4990	.4990
3.1	.4990	.4991	.4991	.4991	.4992	.4992	.4992	.4992	.4993	.4993
3.2	.4993	.4993	.4994	.4994	.4994	.4994	.4994	.4995	.4995	.4995
3.3	.4995	.4995	.4995	.4996	.4996	.4996	.4996	.4996	.4996	.4997
3.4	.4997	.4997	.4997	.4997	.4997	.4997	.4907	.4997	.4997	.4998
3.5	.4998	.4998	.4998	.4998	.4998	.4998	.4998	.4998	.4998	.4998
3.6	.4998	.4998	.4999	.4999	.4999	.4999	.4999	.4999	.4999	.4999
3.7	.4999	.4999	.4999	.4999	.4999	.4999	.4999	.4999	.4999	.4999
3.8	.4999	.4999	.4999	.4999	.4999	.4999	.4999	.4999	.4999	.4999
3.9	.5000	.5000	.5000	.5000	.5000	.5000	.5000	.5000	.5000	.5000

附表 2　t 临界值表

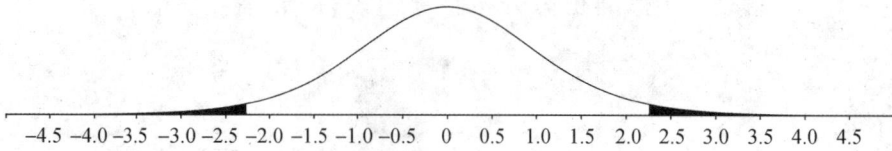

　　　−4.5 −4.0 −3.5 −3.0 −2.5 −2.0 −1.5 −1.0 −0.5　0　0.5　1.0　1.5　2.0　2.5　3.0　3.5　4.0　4.5

双侧 单侧 ν	0.50 0.25	0.20 0.10	0.10 0.05	0.05 0.025	0.02 0.01	0.01 0.005	0.005 0.0025	0.002 0.001	0.001 0.0005
1	1.000	3.078	6.314	12.706	31.821	63.657	127.321	318.309	636.619
2	0.816	1.886	2.920	4.303	6.965	9.925	14.089	22.327	31.599
3	0.765	1.638	2.353	3.182	4.541	5.841	7.453	10.215	12.924
4	0.741	1.533	2.132	2.776	3.747	4.604	5.598	7.173	8.610
5	0.727	1.476	2.015	2.571	3.365	4.032	4.773	5.893	6.869
6	0.718	1.440	1.943	2.447	3.143	3.707	4.317	5.208	5.959
7	0.711	1.415	1.895	2.365	2.998	3.499	4.029	4.785	5.408
8	0.706	1.397	1.860	2.306	2.896	3.355	3.833	4.501	5.041
9	0.703	1.383	1.833	2.262	2.821	3.250	3.690	4.297	4.781
10	0.700	1.372	1.812	2.228	2.764	3.169	3.581	4.144	4.587
11	0.697	1.363	1.796	2.201	2.718	3.106	3.497	4.025	4.437
12	0.695	1.356	1.782	2.179	2.681	3.055	3.428	3.930	4.318
13	0.694	1.350	1.771	2.160	2.650	3.012	3.372	3.852	4.221
14	0.692	1.345	1.761	2.145	2.624	2.977	3.326	3.787	4.140
15	0.691	1.341	1.753	2.131	2.602	2.947	3.286	3.733	4.073
16	0.690	1.337	1.746	2.120	2.583	2.921	3.252	3.686	4.015
17	0.689	1.333	1.740	2.110	2.567	2.898	3.222	3.646	3.965
18	0.688	1.330	1.734	2.101	2.552	2.878	3.197	3.610	3.922
19	0.688	1.328	1.729	2.093	2.539	2.861	3.174	3.579	3.883
20	0.687	1.325	1.725	2.086	2.528	2.845	3.153	3.552	3.850
21	0.686	1.323	1.721	2.080	2.518	2.831	3.135	3.527	3.819
22	0.686	1.321	1.717	2.074	2.508	2.819	3.119	3.505	3.792
23	0.685	1.319	1.714	2.069	2.500	2.807	3.104	3.485	3.768
24	0.685	1.318	1.711	2.064	2.492	2.797	3.091	3.467	3.745
25	0.684	1.316	1.708	2.060	2.485	2.787	3.078	3.450	3.725
26	0.684	1.315	1.706	2.056	2.479	2.779	3.067	3.435	3.707
27	0.684	1.314	1.703	2.052	2.473	2.771	3.057	3.421	3.690
28	0.683	1.313	1.701	2.048	2.467	2.763	3.047	3.408	3.674
29	0.683	1.311	1.699	2.045	2.462	2.756	3.038	3.396	3.659
30	0.683	1.310	1.697	2.042	2.457	2.750	3.030	3.385	3.646
31	0.682	1.309	1.696	2.040	2.453	2.744	3.022	3.375	3.633
32	0.682	1.309	1.694	2.037	2.449	2.738	3.015	3.365	3.622
33	0.682	1.308	1.692	2.035	2.445	2.733	3.008	3.356	3.611
34	0.682	1.307	1.091	2.032	2.441	2.728	3.002	3.348	3.601

(续表)

双侧 单侧 ν	0.50 0.25	0.20 0.10	0.10 0.05	0.05 0.025	0.02 0.01	0.01 0.005	0.005 0.0025	0.002 0.001	0.001 0.0005
35	0.682	1.306	1.690	2.030	2.438	2.724	2.996	3.340	3.591
36	0.681	1.306	1.688	2.028	2.434	2.719	2.990	3.333	3.582
37	0.681	1.305	1.687	2.026	2.431	2.715	2.985	3.326	3.574
38	0.681	1.304	1.686	2.024	2.429	2.712	2.980	3.319	3.566
39	0.681	1.304	1.685	2.023	2.426	2.708	2.976	3.313	3.558
40	0.681	1.303	1.684	2.021	2.423	2.704	2.971	3.307	3.551
50	0.679	1.299	1.676	2.009	2.403	2.678	2.937	3.261	3.496
60	0.679	1.296	1.671	2.000	2.390	2.660	2.915	3.232	3.460
70	0.678	1.294	1.667	1.994	2.381	2.648	2.899	3.211	3.436
80	0.678	1.292	1.664	1.990	2.374	2.639	2.887	3.195	3.416
90	0.677	1.291	1.662	1.987	2.368	2.632	2.878	3.183	3.402
100	0.677	1.290	1.660	1.984	2.364	2.626	2.871	3.174	3.390
200	0.676	1.286	1.653	1.972	2.345	2.601	2.839	3.131	3.340
500	0.675	1.283	1.648	1.965	2.334	2.586	2.820	3.107	3.310
1000	0.675	1.282	1.646	1.962	2.330	2.581	2.813	3.098	3.300
∞	0.6745	1.2816	1.6449	1.9600	2.3263	2.5758	2.8070	3.0902	3.2905

附表 3 F 临界值表 (方差齐性检验用, $P=0.05$, 双侧)

ν_2	ν_1 (较大均方的自由度)														
	2	3	4	5	6	7	8	9	10	12	15	20	30	60	100
1	799	364	899	922	937	948	957	963	969	977	985	993	1001	1010	1018
2	39.0	39.2	39.2	39.3	39.3	39.3	39.4	39.4	39.4	39.4	39.4	39.4	39.5	39.5	39.5
3	10.0	15.4	15.1	14.9	14.7	14.6	14.5	14.5	14.4	14.3	14.2	14.2	14.1	14.0	13.9
4	10.6	9.98	9.60	9.36	9.20	9.07	8.98	8.90	8.84	8.75	8.66	8.56	8.46	8.36	8.26
5	8.43	7.76	7.39	7.16	6.98	6.85	6.76	6.68	6.62	6.52	6.43	6.33	6.23	6.12	6.01
6	7.26	6.60	5.23	5.99	5.82	5.69	5.60	5.52	5.46	5.37	5.27	5.17	5.06	4.96	4.85
7	6.54	5.89	5.52	5.28	5.12	4.99	4.90	4.82	4.76	4.67	4.57	4.47	4.36	4.25	4.14
8	6.06	5.42	5.05	4.82	4.65	4.53	4.43	4.36	4.29	4.20	4.10	4.00	3.89	3.78	3.67
9	5.71	5.08	4.72	4.48	4.32	4.20	4.10	4.03	3.96	3.87	3.77	3.67	3.56	3.45	3.33
10	5.46	4.83	4.47	4.24	4.07	3.95	3.85	3.78	3.72	3.62	3.52	3.42	3.31	3.20	3.08
11	5.26	4.63	4.27	4.04	3.88	3.76	3.66	3.59	3.53	3.43	3.33	3.23	3.12	3.00	2.88
12	5.10	4.47	4.12	3.89	3.73	3.61	3.51	3.44	3.37	3.28	3.18	3.07	2.96	2.85	2.72
13	4.96	4.35	4.00	3.77	3.60	3.48	3.39	3.31	3.25	3.15	3.05	2.95	2.84	2.72	2.59
14	4.86	4.24	3.89	3.66	3.50	3.38	3.28	3.21	3.15	3.05	2.95	2.84	2.73	2.61	2.49
15	4.76	4.15	3.80	3.58	3.41	3.29	3.20	3.12	3.06	2.96	2.86	2.76	2.64	2.52	2.39
16	4.69	4.08	3.73	3.50	3.34	3.22	3.12	3.05	2.99	2.89	2.79	2.68	2.57	2.45	2.32
17	4.62	4.01	3.66	3.44	3.28	3.16	3.06	2.98	2.92	2.82	2.72	2.62	2.50	2.38	2.25
18	4.56	3.95	3.61	3.38	3.22	3.10	3.00	2.93	2.87	2.77	2.67	2.56	2.44	2.32	2.19
19	4.51	3.90	3.56	3.33	3.17	3.05	2.96	2.88	2.82	2.72	2.62	2.51	2.39	2.27	2.13
20	4.46	3.86	3.51	3.29	3.13	3.01	2.91	2.84	2.77	2.68	2.57	2.46	2.35	2.22	2.08
21	4.42	3.82	3.47	3.25	3.09	2.97	2.87	2.80	2.73	2.64	2.53	2.42	2.31	2.18	2.04
22	4.38	3.73	3.44	3.21	3.05	2.93	2.84	2.76	2.70	2.60	2.50	2.39	2.27	2.14	2.00
23	4.35	3.75	3.41	3.18	3.02	2.90	2.81	2.73	2.67	2.57	2.47	2.36	2.24	2.11	1.97
24	4.32	3.72	3.38	3.15	2.99	2.87	2.78	2.70	2.64	2.54	2.44	2.33	2.21	2.08	1.93
25	4.29	3.69	3.35	3.13	2.97	2.85	2.75	2.68	2.61	2.51	2.41	2.30	2.18	2.05	1.91
26	4.26	3.67	3.33	3.10	2.94	2.82	2.73	2.65	2.59	2.49	2.39	2.28	2.16	2.03	1.88
27	4.24	3.65	3.31	3.08	2.92	2.80	2.71	2.63	2.57	2.47	2.36	2.25	2.13	2.00	1.85
28	4.22	3.63	3.29	3.06	2.90	2.78	2.69	2.61	2.55	2.45	2.34	2.23	2.11	1.98	1.83
29	4.20	3.61	3.27	3.04	2.88	2.76	2.67	2.59	2.53	2.43	2.32	2.21	2.09	1.96	1.81
30	4.18	3.59	3.25	3.03	2.87	2.75	2.65	2.57	2.51	2.41	2.31	2.19	2.07	1.94	1.79
31	4.16	3.57	3.23	3.01	2.85	2.73	2.63	2.56	2.49	2.40	2.29	2.18	2.06	1.92	1.77
32	4.15	3.56	3.22	2.99	2.84	2.71	2.62	2.54	2.48	2.38	2.27	2.16	2.04	1.90	1.75
33	4.13	3.54	3.20	2.98	2.82	2.70	2.61	2.53	2.47	2.37	2.26	2.15	2.03	1.89	1.73
34	4.12	3.53	3.19	2.97	2.81	2.69	2.59	2.52	2.45	2.35	2.25	2.13	2.01	1.87	1.72
35	4.11	3.52	3.18	2.96	2.80	2.68	2.58	2.50	2.44	2.34	2.23	2.12	2.00	1.86	1.70
36	4.09	3.50	3.17	2.94	2.78	2.66	2.57	2.49	2.43	2.33	2.22	2.11	1.99	1.85	1.69
37	4.08	3.49	3.16	2.93	2.77	2.65	2.56	2.48	2.42	2.32	2.21	2.10	1.97	1.84	1.67
38	4.07	3.48	3.14	2.92	2.76	2.64	2.55	2.47	2.41	2.31	2.20	2.09	1.96	1.82	1.66
39	4.06	3.47	3.13	2.91	2.75	2.63	2.54	2.46	2.40	2.30	2.19	2.08	1.95	1.81	1.65
40	4.05	3.46	3.13	2.90	2.74	2.62	2.53	2.45	2.39	2.29	2.18	2.07	1.94	1.80	1.64

（续表）

ν_2	ν_1（较大均方的自由度）														
	2	3	4	5	6	7	8	9	10	12	15	20	30	60	100
42	4.03	3.45	3.11	2.89	2.73	2.61	2.51	2.43	2.37	2.27	2.16	2.05	1.92	1.78	1.61
44	4.02	3.43	3.09	2.87	2.71	2.59	2.50	2.42	2.35	2.25	2.15	2.03	1.91	1.77	1.60
46	4.00	3.41	3.08	2.86	2.70	2.58	2.48	2.40	2.34	2.24	2.13	2.02	1.89	1.75	1.58
48	3.99	3.40	3.07	2.84	2.68	2.56	2.47	2.39	2.33	2.23	2.12	2.01	1.88	1.73	1.56
50	3.97	3.39	3.05	2.83	2.67	2.56	2.46	2.38	2.32	2.22	2.11	1.99	1.87	1.72	1.54
60	3.92	3.34	3.01	2.79	2.63	2.51	2.41	2.33	2.27	2.17	2.06	1.94	1.81	1.67	1.48
80	3.86	3.28	2.95	2.73	2.57	2.45	2.35	2.28	2.21	2.11	2.00	1.88	1.75	1.60	1.40
120	3.80	3.23	2.89	2.67	2.51	2.39	2.30	2.22	2.16	2.05	1.94	1.82	1.69	1.53	1.31
240	3.75	3.17	2.84	2.62	2.46	2.34	2.24	2.17	2.10	2.00	1.89	1.77	1.63	1.46	1.20
∞	3.69	3.12	2.79	2.57	2.41	2.29	2.19	2.11	2.05	1.94	1.83	1.71	1.57	1.39	1.00

附表 4　百分率与概率单位对照表

百分率	0	1	2	3	4	5	6	7	8	9
0	—	2.67	2.95	3.12	3.25	3.36	3.45	3.52	3.59	3.66
10	3.72	3.77	3.83	3.87	3.92	3.96	4.01	4.05	4.08	4.12
20	4.16	4.19	4.23	4.26	4.29	4.33	4.36	4.39	4.42	4.45
30	4.48	4.50	4.53	4.56	4.59	4.61	4.64	4.67	4.69	4.72
40	4.75	4.77	4.80	4.82	4.85	4.87	4.90	4.92	4.95	4.97
50	5.00	5.03	5.05	5.08	5.10	5.13	5.15	5.18	5.20	5.23
60	5.25	5.28	5.31	5.33	5.36	5.39	5.41	5.44	5.47	5.50
70	5.52	5.55	5.58	5.61	5.64	5.67	5.71	5.74	5.77	5.81
80	5.84	5.88	5.92	5.95	5.99	6.04	6.08	6.13	6.18	6.23
90	6.28	6.34	6.41	6.48	6.55	6.64	6.75	6.88	7.05	7.33
99	7.33	7.37	7.41	7.46	7.51	7.58	7.65	7.75	7.88	8.09

附表 5 F 临界值表(方差分析用,上行:P=0.05,下行:P=0.01)

ν_2	ν_1(较大均方的自由度)										
	1	2	3	4	5	6	7	8	12	24	∞
1	161.4	199.5	215.7	224.6	230.2	234.0	236.8	238.9	243.9	249.1	254.3
	4052	4999.5	5403	5625	5764	5859	5928	5982	6106	6235	6366
2	18.51	19.00	19.16	19.25	19.30	19.33	19.35	19.37	19.41	19.45	19.50
	98.50	99.00	99.17	99.25	99.30	99.33	99.36	99.37	99.42	99.46	99.50
3	10.13	9.55	9.28	9.12	9.01	8.94	8.89	8.85	8.74	8.64	8.53
	34.12	30.82	29.46	28.17	28.24	27.91	27.67	27.49	27.05	26.60	26.13
4	7.71	6.94	6.59	6.39	6.26	6.16	6.09	6.04	5.91	5.77	5.63
	21.20	18.00	16.69	15.98	15.52	15.21	14.98	14.80	14.37	13.93	13.46
5	6.61	5.79	5.41	5.19	5.05	4.95	4.88	4.82	4.68	4.53	4.36
	16.26	13.27	12.06	11.39	10.97	10.67	10.46	10.29	9.89	9.47	9.02
6	5.99	5.14	4.76	4.53	4.39	4.28	4.21	4.15	4.00	3.84	3.67
	13.75	10.92	9.78	9.15	8.75	8.47	8.26	8.10	7.72	7.31	6.88
7	5.59	4.74	4.35	4.12	3.97	3.87	3.79	3.73	3.57	3.41	3.23
	12.25	9.55	8.45	7.85	7.46	7.19	6.99	6.84	6.47	6.07	5.65
8	5.32	4.46	4.07	3.84	3.69	3.58	3.50	3.44	3.28	3.12	2.93
	11.26	8.65	7.59	7.01	6.63	6.37	6.18	6.03	5.67	5.28	4.86
9	5.12	4.26	3.86	3.63	3.48	3.37	3.29	3.23	3.07	2.90	2.71
	10.56	8.02	6.99	6.42	6.06	5.80	5.61	5.47	5.11	4.73	4.31
10	4.96	4.10	3.71	3.48	3.33	3.22	3.14	3.07	2.91	2.74	2.54
	10.04	7.56	6.55	5.99	5.64	5.39	5.20	5.06	4.71	4.33	3.91
12	4.75	3.89	3.49	3.26	3.11	3.00	2.91	2.85	2.69	2.51	2.30
	9.33	6.93	5.95	5.41	5.06	4.82	4.64	4.50	4.16	3.78	3.36
14	4.60	3.74	3.34	3.11	2.96	2.85	2.76	2.70	2.53	2.35	2.13
	8.86	6.51	5.56	5.04	4.69	4.46	4.28	4.14	3.80	3.43	3.00
16	4.49	3.63	3.24	3.01	2.85	2.74	2.66	2.59	2.42	2.24	2.01
	8.53	6.23	5.29	4.77	4.44	4.20	4.03	3.89	3.55	3.18	2.75
18	4.41	3.55	3.16	2.93	2.77	2.66	2.58	2.51	2.34	2.15	1.92
	8.29	6.01	5.09	4.58	4.25	4.01	3.84	3.71	3.37	3.00	2.57
20	4.35	3.49	3.10	2.87	2.71	2.60	2.51	2.45	2.28	2.08	1.84
	8.10	5.85	4.94	4.43	4.10	3.87	3.70	3.56	3.23	2.86	2.42
30	4.17	3.32	2.92	2.69	2.53	2.42	2.33	2.27	2.09	1.89	1.62
	7.56	5.39	4.51	4.02	3.70	3.47	3.30	3.17	2.84	2.47	2.01
40	4.08	3.23	2.84	2.61	2.45	2.34	2.25	2.18	2.00	1.79	1.51
	7.31	5.18	4.31	3.83	3.51	3.29	3.12	2.99	2.66	2.29	1.80
60	4.00	3.15	2.76	2.53	2.37	2.25	2.17	2.10	1.92	1.70	1.39
	7.08	4.98	4.13	3.65	3.34	3.12	2.95	2.82	2.50	2.12	1.60
120	3.92	3.07	2.68	2.45	2.29	2.17	2.09	2.02	1.83	1.61	1.25
	6.85	4.79	3.95	3.48	3.17	2.96	2.79	2.66	2.34	1.95	1.38
∞	3.84	3.00	2.60	2.37	2.21	2.10	2.01	1.94	1.75	1.52	1.00
	6.63	4.61	3.78	3.32	3.02	2.80	2.64	2.51	2.18	1.79	1.00

附表6 q临界值表(上行:P=0.05,下行:P=0.01)

ν	组数,a								
	2	3	4	5	6	7	8	9	10
5	3.64	4.60	5.22	5.67	6.03	6.33	6.58	6.80	6.99
	5.70	6.98	7.80	8.42	8.91	9.32	9.67	9.97	10.24
6	3.46	4.34	4.90	5.30	5.63	5.90	6.12	6.32	6.49
	5.24	6.33	7.03	7.56	7.97	8.32	8.61	8.87	9.10
7	3.34	4.16	4.68	5.06	5.36	5.61	5.82	6.00	6.16
	4.95	5.92	6.54	7.01	7.37	7.68	7.94	8.17	8.37
8	3.26	4.04	4.53	4.89	5.17	5.40	5.60	5.77	5.92
	4.75	5.64	6.20	6.62	6.96	7.24	7.47	7.68	7.86
9	3.20	3.95	4.41	4.76	5.02	5.24	5.43	5.59	5.74
	4.60	5.43	5.96	6.35	6.66	6.91	7.13	7.33	7.49
10	3.15	3.88	4.33	4.65	4.91	5.12	5.30	5.46	5.60
	4.48	5.27	5.77	6.14	6.43	6.67	6.87	7.05	7.21
12	3.08	3.77	4.20	4.51	4.75	4.95	5.12	5.27	5.39
	4.32	5.05	5.50	5.84	6.10	6.32	6.51	6.67	6.81
14	3.03	3.70	4.11	4.41	4.64	4.83	4.99	5.13	5.25
	4.21	4.89	5.32	5.63	5.88	6.08	6.26	6.41	6.54
16	3.00	3.65	4.05	4.33	4.56	4.74	4.90	5.03	5.15
	4.13	4.79	5.19	5.49	5.72	5.92	6.08	6.22	6.35
18	2.97	3.61	4.00	4.28	4.49	4.67	4.82	4.96	5.07
	4.07	4.70	5.09	5.38	5.60	5.79	5.94	6.08	6.20
20	2.95	3.58	3.96	4.23	4.45	4.62	4.77	4.90	5.01
	4.02	4.64	5.02	5.29	5.51	5.69	5.84	5.97	6.09
30	2.89	3.49	3.85	4.10	4.30	4.46	4.60	4.72	4.82
	3.89	4.45	4.80	5.05	5.24	5.40	5.04	5.65	5.76
40	2.86	3.44	3.79	4.04	4.23	4.39	4.52	4.63	4.73
	3.82	4.37	4.70	4.93	5.11	5.26	5.39	5.50	5.60
60	2.83	3.40	3.74	3.98	4.16	4.31	4.44	4.55	4.65
	3.76	4.28	4.59	4.82	4.99	5.13	5.25	5.36	5.45
120	2.80	3.36	3.68	3.92	4.10	4.24	4.36	4.47	4.56
	3.70	4.20	4.50	4.71	4.87	5.01	5.12	5.21	5.30
∞	2.77	3.31	3.63	3.86	4.03	4.17	4.29	4.39	4.47
	3.64	4.12	4.40	4.60	4.76	4.88	4.99	5.08	5.16

附表 7 百分率的可信区间

观察数 x	95%可信区间 样本大小 n=10		n=15		n=20		n=30		99%可信区间 样本大小 n=10		n=15		n=20		n=30	
0	0	31	0	22	0	17	0	12	0	41	0	30	0	23	0	16
1	0	45	0	32	0	25	0	17	0	54	0	40	0	32	0	22
2	3	56	2	40	1	31	1	22	1	65	1	49	1	39	0	28
3	7	65	4	48	3	38	2	27	4	74	2	56	2	45	1	32
4	12	74	8	55	6	44	4	31	8	81	5	63	4	51	3	36
5	19	81	12	62	9	49	6	35	13	87	8	69	6	56	4	40
6	26	88	16	68	12	54	8	39	19	92	12	74	8	61	6	44
7	35	93	21	73	15	59	10	43	26	96	16	79	11	66	8	48
8	44	97	27	79	19	64	12	46	35	99	21	84	15	70	10	52
9	55	100	32	84	23	68	15	50	46	100	26	88	18	74	12	55
10	69	100	38	88	27	73	17	53	59	100	31	92	22	78	14	58
11			45	92	32	77	20	56			37	95	26	82	16	62
12			52	96	36	81	23	60			44	98	30	85	18	65
13			60	98	41	85	25	63			51	99	34	89	21	68
14			68	100	46	88	28	66			60	100	39	92	24	71
15			78	100	51	91	31	69			70	100	44	94	26	74
16					56	94	34	72					49	96	29	76
17					62	97	37	75					55	98	32	79
18					69	99	40	77					61	99	35	82
19					75	100	44	80					68	100	38	84
20					83	100	47	83					77	100	42	86
21							50	85							45	88
22							54	88							48	90
23							57	90							52	92
24							61	92							56	94
25							65	94							60	96
26							69	96							64	97
27							73	98							68	99
28							78	99							72	100
29							83	100							78	100
30							88	100							84	100

附表 8　χ^2 临界值表

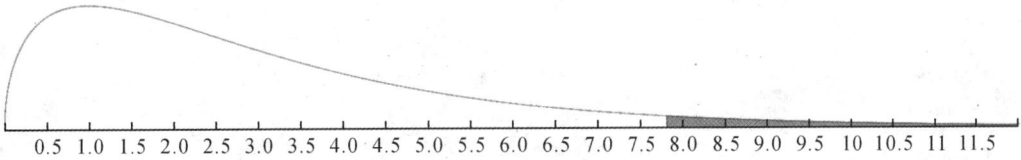

ν	概率												
	0.995	0.990	0.975	0.950	0.900	0.750	0.500	0.250	0.100	0.050	0.025	0.010	0.005
1	0.000	0.0002	0.0010	0.0039	0.02	0.10	0.45	1.32	2.71	3.84	5.02	6.63	7.88
2	0.01	0.02	0.02	0.10	0.21	0.58	1.39	2.77	4.61	5.99	7.38	9.21	10.60
3	0.07	0.11	0.22	0.35	0.58	1.21	2.37	4.11	6.25	7.81	9.35	11.34	12.84
4	0.21	0.30	0.48	0.71	1.06	1.92	3.36	5.39	7.78	9.49	11.14	13.28	14.86
5	0.41	0.55	0.83	1.15	1.61	2.67	4.35	6.63	9.24	11.07	12.83	15.09	16.75
6	0.68	0.87	1.24	1.64	2.20	3.45	5.35	7.84	10.64	12.59	14.45	16.81	18.55
7	0.99	1.24	1.69	2.17	2.83	4.25	6.35	9.04	12.02	14.07	16.01	18.48	20.28
8	1.34	1.65	2.18	2.73	3.40	5.07	7.34	10.22	13.36	15.51	17.53	20.09	21.96
9	1.73	2.09	2.70	3.33	4.17	5.90	8.34	11.39	14.68	16.92	19.02	21.67	23.59
10	2.16	2.56	3.25	3.94	4.87	6.74	9.34	12.55	15.99	18.31	20.48	23.21	25.19
11	2.60	3.05	3.82	4.57	5.58	7.58	10.34	13.70	17.28	19.68	21.92	24.72	26.76
12	3.07	3.57	4.40	5.23	6.30	8.44	11.34	14.85	18.55	21.03	23.34	26.22	28.30
13	3.57	4.11	5.01	5.89	7.04	9.30	12.34	15.98	19.81	22.36	24.74	27.69	29.82
14	4.07	4.66	5.63	6.57	7.79	10.17	13.34	17.12	21.06	23.68	26.12	29.14	31.32
15	4.60	5.23	6.27	7.26	8.55	11.04	14.34	18.25	22.31	25.00	27.49	30.58	32.80
16	5.14	5.81	6.91	7.96	9.31	11.91	15.34	19.37	23.54	26.30	28.85	32.00	34.27
17	5.70	6.41	7.56	8.67	10.09	12.79	16.34	20.49	24.77	27.59	30.19	33.41	35.72
18	6.26	7.01	8.23	9.39	10.86	13.68	17.34	21.60	25.99	28.87	31.53	34.81	37.16
19	6.84	7.63	8.91	10.12	11.65	14.56	18.34	22.72	27.20	30.14	32.85	36.19	38.58
20	7.43	8.26	9.59	10.85	12.44	15.45	19.34	23.83	28.41	31.41	34.17	37.57	40.00
21	8.03	8.90	10.28	11.59	13.24	16.34	20.34	24.93	29.62	32.67	35.48	38.93	41.40
22	8.64	9.54	10.98	12.34	14.04	17.24	21.34	26.04	30.81	33.92	36.78	40.29	42.80
23	9.26	10.20	11.69	13.09	14.85	18.14	22.34	27.14	32.01	35.17	38.08	41.64	44.18
24	9.89	10.86	12.40	13.85	15.66	19.04	23.34	28.24	33.20	36.42	39.36	42.98	45.56
25	10.52	11.52	13.12	14.61	16.47	19.94	24.34	29.34	34.38	37.65	40.65	44.31	46.93
26	11.16	12.20	13.84	15.38	17.29	20.84	25.34	30.43	35.56	38.89	41.92	45.64	48.29
27	11.81	12.88	14.57	16.15	18.11	21.75	26.34	31.53	36.74	40.11	43.19	46.96	49.64
28	12.46	13.56	15.31	16.93	18.94	22.66	27.34	32.62	37.92	41.34	44.46	48.28	50.99
29	13.12	14.26	16.05	17.71	19.77	23.57	28.34	33.71	39.09	42.56	45.72	49.59	52.34
30	13.79	14.95	16.79	18.49	20.60	24.48	29.34	34.80	40.26	43.77	46.98	50.89	53.67
40	20.71	22.16	24.43	26.51	29.05	33.66	39.34	45.62	51.80	55.76	59.34	63.69	66.77
50	27.99	29.71	32.36	34.76	37.69	42.94	49.33	56.33	63.17	67.50	71.42	76.15	79.49
60	35.53	37.48	40.48	43.19	46.46	52.29	59.33	66.98	74.40	79.08	83.30	88.38	91.95
70	43.28	45.44	48.76	51.74	55.33	61.70	69.33	77.58	85.53	90.53	95.02	100.42	104.22
80	51.17	53.54	57.15	60.39	64.28	71.14	79.33	88.13	96.58	101.88	106.63	112.33	116.32
90	59.20	61.75	65.65	69.13	73.29	80.62	89.33	98.64	107.56	113.14	118.14	124.12	128.30
100	67.33	70.06	74.22	77.93	82.36	90.13	99.33	109.14	118.50	124.34	129.56	135.81	140.17

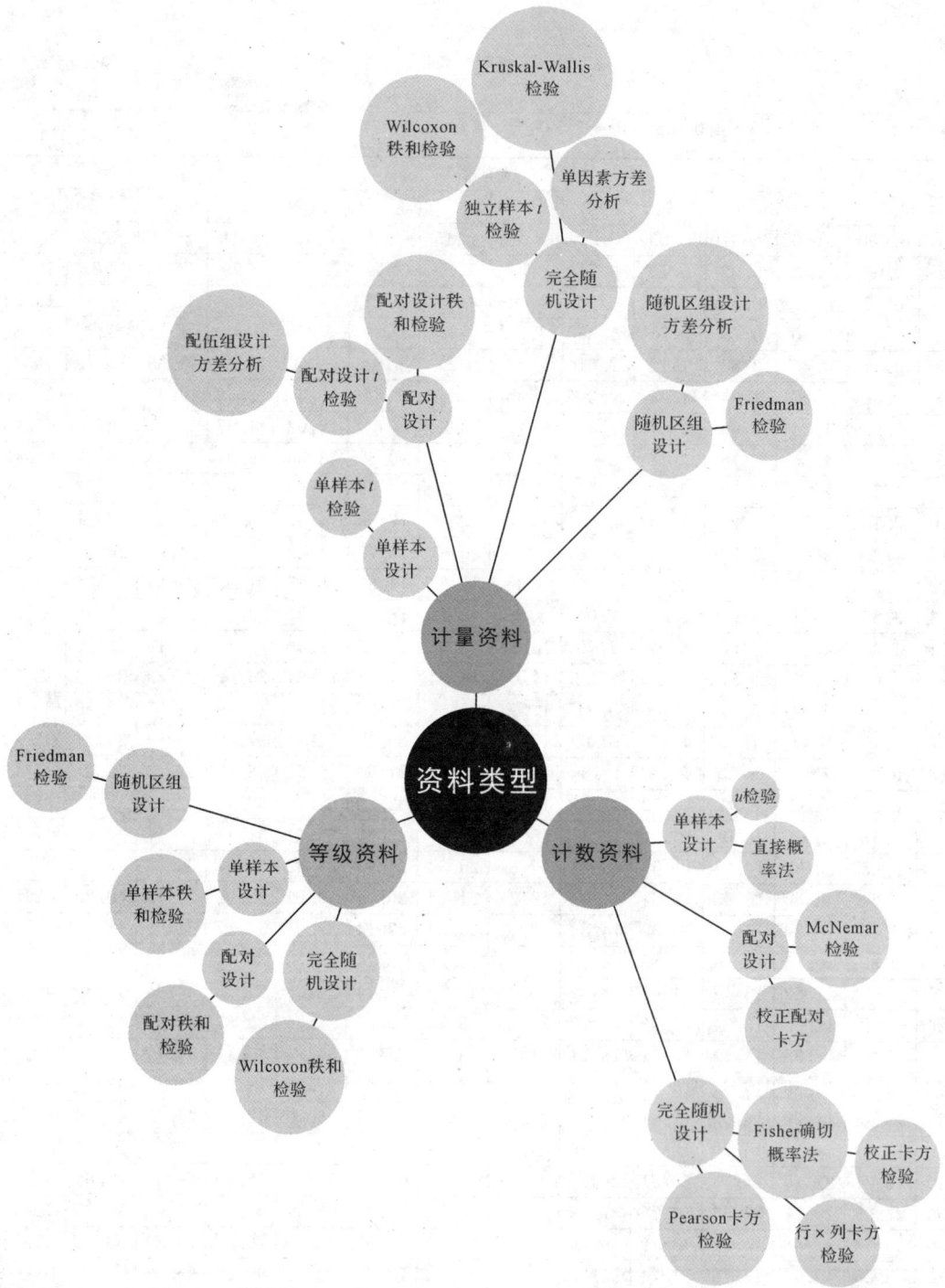

思维导图 1　不同资料不同设计类型统计分析方法

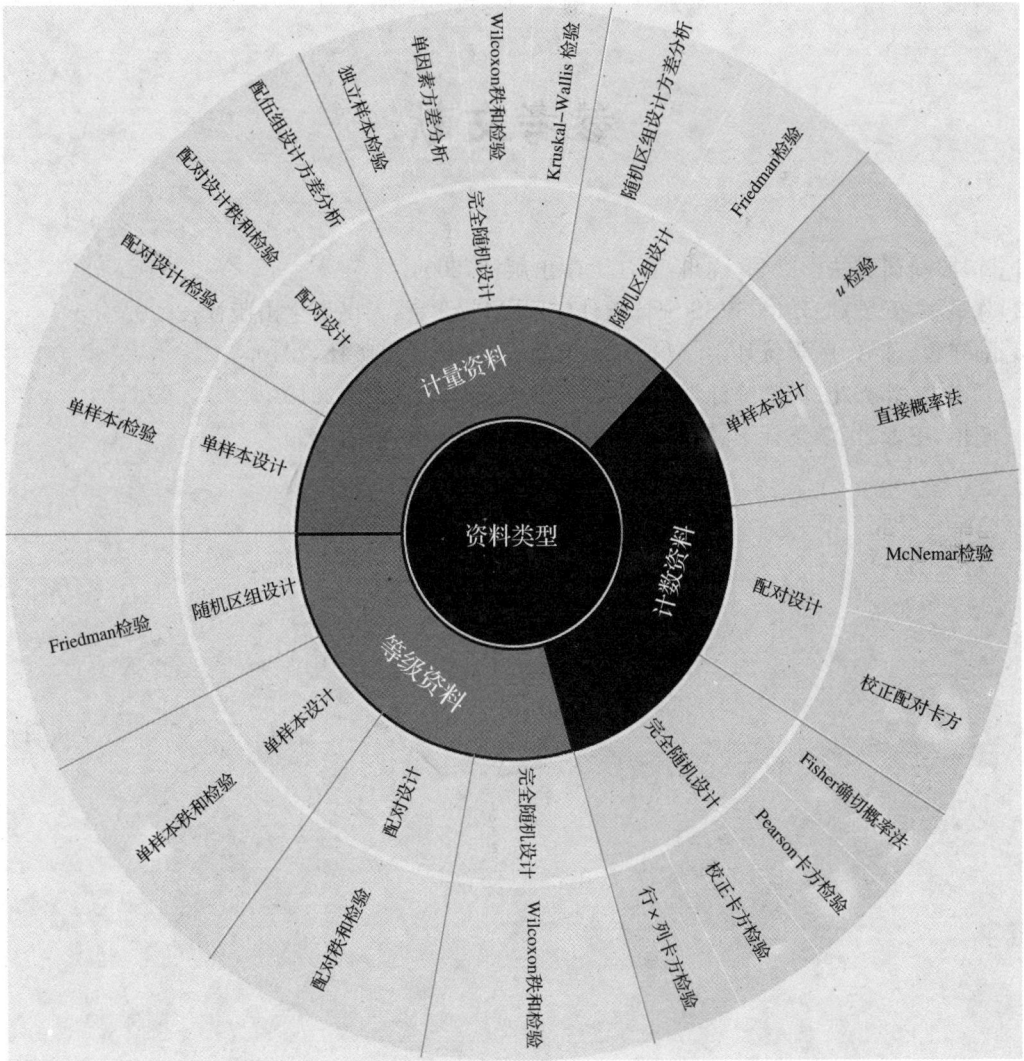

思维导图 2　单因素统计分析方法选用圆盘图

参考文献

[1]陈坤.科研方法学[M].杭州:浙江大学出版社,2004.

[2]陈平雁,安胜利.IBM SPSS统计软件应用[M].北京:人民卫生出版社,2020.

[3]陆守曾,陈峰.医学统计学[M].2版.北京:中国统计出版社,2010.

[4]罗家洪,郭秀花.医学统计学[M].3版.北京:科学出版社,2018.

[5]颜艳,王彤.医学统计学[M].5版.北京:人民卫生出版社,2020.